W0282830

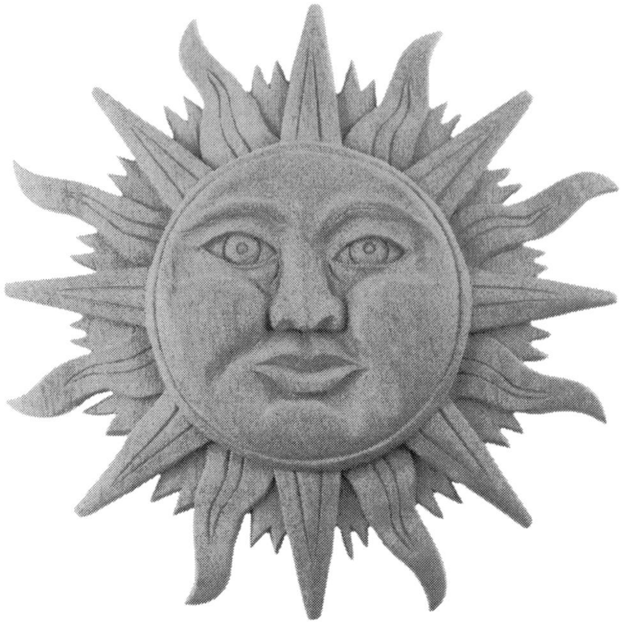

www.toorpedo.de
Herausgeber: toorpedo Verlag Foerster
Umschlaggestaltung: M.Foerster
Bildlizenz: ©Elena Lishanskaya ©123rf.com
Lektorat: A. Anthofer und P. Bartholome
Verantwortlich gemäß § 5 TMG: Anna Nilsson
ISBN-13: 978-1540842053
ISBN-10: 1540842053

www.vitamindmangel.net
CreateSpace

Praxiswissen

Gesund durch Vitamin D

Wissen zur Wirkungsweise von Vitamin D und dem Vitamin-D-Mangel

in Zusammenarbeit mit www.vitamindmangel.net

Wichtiger Medizinischer Hinweis und Haftungsausschluss:
Die Inhalte des Buches sind von Fachautoren nach besten Wissen und aktuellem Wissenstand verfasst und recherchiert. Das Buch darf trotzdem nicht für eigenständige Diagnosen oder die Auswahl und Anwendung von Medikamenten oder Behandlungsmethoden verwendet werden. Für gesundheitliche Nachteile wird keine Haftung übernommen. Diagnose, Behandlung und Therapie muss immer von einem Arzt gestellt werden.

Inhaltsverzeichnis

Grundlagenwissen zum Vitamin D

Die Vitamin-D3-Quellen

D3: Einnahme und Tagesbedarf

Der Vitamin-D-Mangel

Heilkraft Vitamin D
Vitamin D3 im Auftrag der Gesundheit

Vitamin D3 bei Krebs

Den Vitamin-D-Spiegel testen

Vitamin-D-Präparate und Nahrungsergänzung

Gesunde Ernährung mit Vitamin D3

Vitamin-D-Unverträglichkeiten

9 Irrtümer zum Vitamin-D

Vorwort

Liebe Leserin, lieber Leser,

der Mangel an dem als Sonnenvitamin bekannten Cholecalciferol ist ein verbreitetes Leiden. Speziell in der kalten Jahreszeit sinkt bei einem Großteil der deutschen Bevölkerung die Konzentration an Vitamin D im Organismus. Der Grund besteht darin, dass die Sonne von Oktober bis April in unseren Breitengraden nicht hoch genug steht, damit ausreichend UV-Strahlung auf die Erde gelangt. Die Wissenschaft geht davon aus, dass schätzungshalber die Hälfte der in Deutschland lebenden Menschen einen Vitamin-D-Mangel aufweist. Vorrangig älteren Personen fehlt das im Folgenden auch als Calciol bezeichnete Sonnenvitamin, da sie sich in der Regel selten an die frische Luft begeben.

Mittlerweile ist die Relevanz des Cholecalciferols für den menschlichen Organismus bekannt, sodass zahlreiche Patienten versuchen, ihren Vitamin-D-Spiegel selbstständig zu regulieren.

Wir möchten Ihnen mit unserem Buch die Möglichkeit geben, sich intensiv mit dem Thema "Vitamin D" auseinanderzusetzen. Mein Name ist Anna Nilsson und ich freue mich, Sie Fakten zum Vitamin-D und über die Unterversorgung mit Cholecalciferol und den daraus resultierenden Folgen aufklären zu dürfen.

Praktische Tipps und meine persönlichen Erfahrungen sollen Ihnen dabei helfen, eine niedrige Vitamin-D3-Konzentration dauerhaft zu vermeiden. Sind Sie bereits von Erkrankungen oder Symptomen betroffen, oder leiden Sie an gesundheitlichen Komplikationen, suchen Sie bitte zu Abklärung der Ursachen und einer eventuellen Vitamin-D-Unterversorgung Ihren Hausarzt auf. Dieser sollte im günstigsten Fall auch Ihre zukünftige Vitamin-D-Einnahme begleiten.

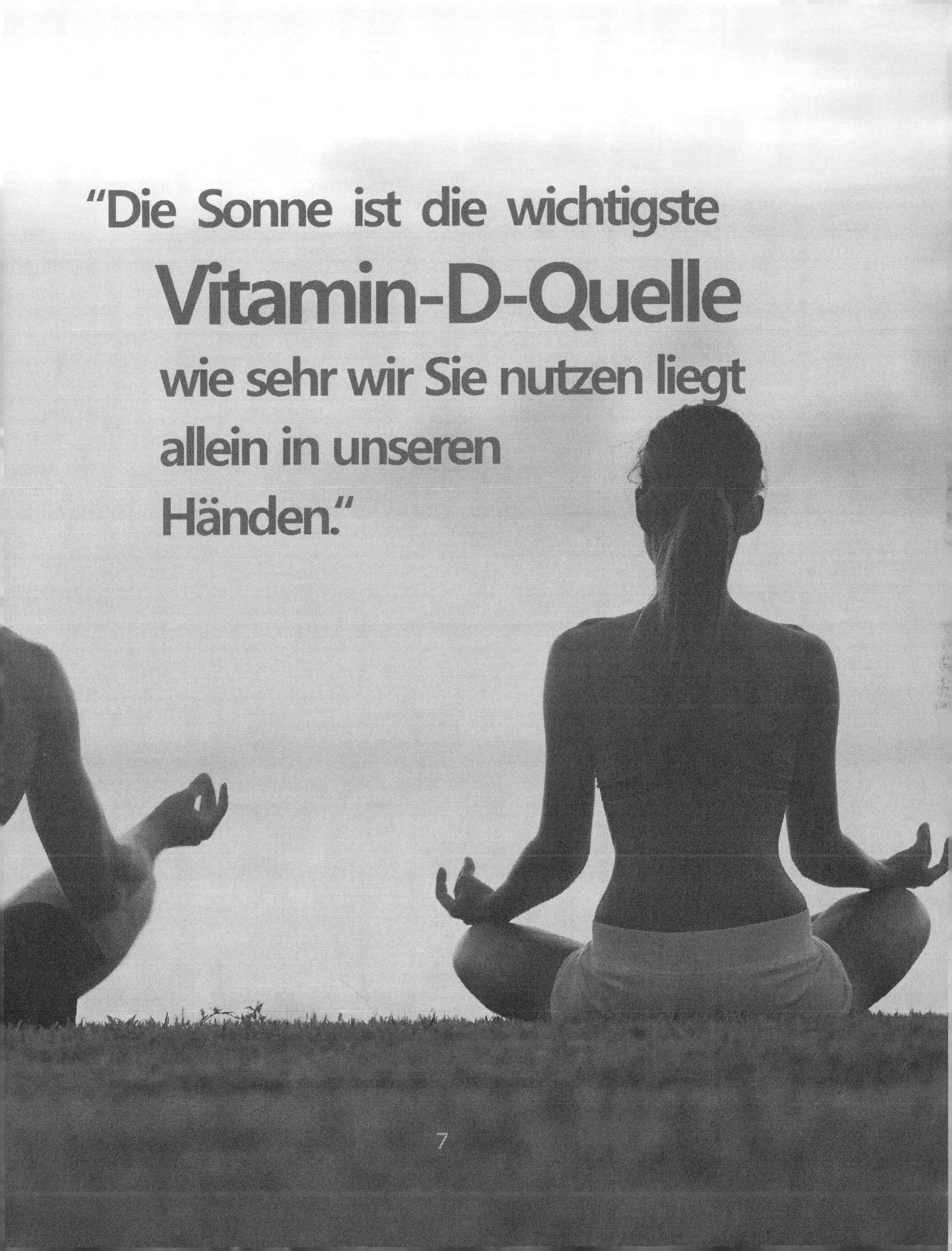
"Die Sonne ist die wichtigste
Vitamin-D-Quelle
wie sehr wir Sie nutzen liegt
allein in unseren
Händen."

Unser Organismus und das wichtige Vitamin-D

Einleitung

Vitamin D3 ist für den menschlichen Organismus von Relevanz. Vorwiegend besteht seine Aufgabe darin, den Einbau von Kalzium und Phosphat in die Knochen zu gewährleisten. Zusätzlich nimmt das Cholecalciferol, Einfluss auf die körpereigenen Abwehrkräfte und die Psyche. Ein Mangel erhöht die Wahrscheinlichkeit charakteristischer Folgekrankheiten. Dazu gehört bei Kindern beispielsweise die Rachitis. Weiterhin begünstigt das Fehlen des Vitamin D im Organismus den Ausbruch von Osteoporose und Diabetes und vieler weiterer Erkrankungen und Symptome.

Obgleich das Cholecalciferol für den menschlichen Körper eine wichtige Bedeutung besitzt, existieren in der Bevölkerung große Wissenslücken. Beispielsweise herrscht ein Irrglaube, was die Bildung des Vitamin D betrifft. Die Vielzahl der betroffenen Personen glaubt, eine ausgewogene Ernährung decke den Bedarf an dem Cholecalciferol ab. Nahrungsmittel enthalten jedoch nur einen kleinen Prozentsatz Vitamin D.

Den Großteil des benötigten Calciols fertigt der Organismus unter Einwirkung der Sonnenstrahlung. Gelangen die UV-B-Strahlen auf die Haut, bildet der Körper das Cholecalciferol, bei dem es sich um eine Hormon-Vorstufe handelt. In der heutigen Zeit erhält der Organismus selten die Möglichkeit, körpereigenes Vitamin D3 zu bilden, da das Alltagsleben zu großen Teilen innerhalb von Gebäuden stattfindet. Daraus resultiert der Mangel an dem wichtigen Calciol. Aufgrund der gravierenden Folgen, die eine Unterversorgung nach sich ziehen kann, verfasste ich das vorliegende Buch.

In den folgenden Kapiteln erfahren Sie, wie die Aufnahme von Vitamin D3 auf natürliche Weise gelingt. Zudem kläre ich Sie darüber auf, wie der Mangel entsteht und wie Sie die Konzentration der Zirkulationsform des Vitamin D in Ihrem Organismus eigenständig testen können. Sie nennt sich in der Fachsprache 25-Hydroxy-Vitamin-D3 (25-OH-D, Calcidiol). Neben medizinischen Erklärungen finden Sie hier Ratschläge, um die körpereigene Vitamin-D-Produktion zu unterstützen. Auf die Weise gelingt es Ihnen, einer Mangelerscheinung vorzubeugen. Ich teile meine Erfahrungen mit Ihnen und berichte, mit welchen Methoden ich bei mir einen hohen Sonnenvitamin-Spiegel gewährleiste.

Grundlagenwissen zum Vitamin-D

1. Was ist Vitamin D?

Das Vitamin D3 ist ein fettlösliches Vitamin, dessen Synthese der menschliche Organismus eigenständig gewährleistet. Das geschieht durch den Einfluss der UV-Strahlung, die über einen Zeitraum von mindestens zwanzig Minuten auf unbedeckte Haut trifft. Obgleich das im Volksmund Sonnenvitamin genannte Cholecalciferol wichtige Stoffwechselprozesse im Körper unterstützt, leiden zahlreiche Patienten an einer Unterversorgung. Ein Mangel kann zu gesundheitlichen Komplikationen führen. Vorwiegend betreffen die negativen Folgen die Knochenstruktur.

Der Grund besteht darin, dass Vitamin D3 die Aufnahme von Kalzium fördert. Fehlt dieses, kommt es zu einer zunehmenden Instabilität des Skeletts. Neben einer niedrigen Konzentration an Cholecalciferol kann gleichermaßen eine Überdosierung zu negativen Konsequenzen führen. Daher besteht die Notwendigkeit, den täglichen Bedarf an dem Sonnenvitamin nicht zu überschreiten.

Laut wissenschaftlicher Definition handelt es sich bei dem Vitamin D3 nicht um ein Vitamin. Letzteres bezeichnet einen essenziellen organischen Stoff, der über die Nahrung in den menschlichen Körper gelangt. Jedoch befindet sich ausschließlich in wenigen Lebensmitteln das Calciol. Vorwiegend in Fettfischen und Milchprodukten existieren wenige Gramm. Die Menge reicht nicht aus, um den täglichen Bedarf zu decken. Bis zu 90 Prozent des Vitamin D3 deckt der Organismus über das Einwirken von Sonnenstrahlen. Aus dem Grund gilt es als Vorstufe eines Hormons.

Lange Zeit unterschätzte die Bevölkerung die Relevanz des Vitamin D3. Erst in den letzten Jahren gelang es den Ärzten, Fortschritte in der Untersuchung des Calciols zu verzeichnen. Durch die wissenschaftliche Forschung kommen zunehmend mehr Erkenntnisse über das Cholecalciferol ans Licht. Im Körper der Patienten übernimmt es zahlreiche Funktionen. Sein Einfluss reicht vom Flüssigkeitsaustausch in den Zellen bis zur Serotoninausschüttung im Gehirn.

2. Die Wirkungsweise des Vitamin D im Körper

Das Vitamin D3 befindet sich in allen nicht pflanzlichen Eukaryoten. Diese bezeichnen Lebewesen, die in ihren Zellen einen Zellkern besitzen. Demnach existiert das Cholecalciferol im Organismus von Menschen und Tieren. Im Körper nimmt das Vitamin D3 die Funktion eines Prohormons ein. Es bildet sich vorwiegend unter Einfluss von ultraviolettem Licht. Das Ausgangsprodukt, 7-Dehydrocholesterin, befindet sich in der höchsten Konzentration in der Basal- und Stachelzellschicht der Haut. Es wandelt sich über die Zwischenstufe Calcidiol unter Einwirkung der UV-B-Strahlung zum bioaktiven Hormon Calcitriol um.

Nach der Produktion gelangt das Vitamin D3 mitsamt seinem bildenden Protein in die Leber. Der Transport erfolgt über den Blutkreislauf. In den Leberzellen kommt ein Enzym namens Cytochrom P450 2R1 zum Einsatz. Dieses wandelt das Cholecalciferol zu einer speziellen Speicherform, dem Calcidiol, um. Letzteres geht eine Bindung mit einem Protein ein und zirkuliert innerhalb des Blutkreislaufs. Über einen Zeitraum von knapp 19 Tagen befindet es sich in der Blutbahn des menschlichen Organismus. Hierbei erhält die Speicherform des Cholecalciferols einen hohen Stellenwert, um eine "Notreserve" an Vitamin D3 zur Verfügung zu stellen.

Die Patienten setzen sich dem Sonnnenlicht nicht ununterbrochen aus. Damit keine Unterbrechung der Vitamin-D-Versorgung droht, treibt das Calcidiol über den Blutkreislauf in das Zielgewebe. Dieses bezeichnet die jeweilige Region im Organismus, die Vitamin D3 benötigt. Dazu gehören beispielsweise die Nieren. Hier erfolgt die Aktivierung der Zwischenform zu dem Hormon Calcitriol (1,25(OH)2D3). Dieses sorgt für die Auslösung der Reaktionen an den Cholecalciferol-Rezeptoren. Zusätzlich beeinflussen mehrere Faktoren die Aktivierung des Calcidiols. Vorrangig der Parathormonspiegel im Blut spielt dabei eine Rolle.

Steigt er an, verringert sich die Konzentration von Kalzium und Phosphat. Um deren Einbau in die Knochen zu gewährleisten, entsteht das Calcitriol. Innerhalb des Organismus existieren relevante Regulatoren, welche die Herstellung des Vitamin D3 verringern oder vermehren. Das geschieht, um den Sonnenvitamin-Spiegel gerade so hoch zu halten, dass die Synthese von Phosphat und Kalzium gelingt. In den anderen Zielgebieten des Körpers regulieren Faktoren wie die Zytokine die Aktivierung des Hormons Calcitriol. Ebenso beeinflussen die Wachstumshormone dessen Aktivität.

In den Organen wirkt das umgewandelte Vitamin D3 ähnlich einem Steroidhormon. Zunächst erfolgt die Fertigung eines Rezeptors für das Calcitriol. Dieser sorgt im Zellkern für eine Veränderung, da eine Transkription mehrerer Gene entsteht. Der medizinische Fachbegriff bezeichnet eine Überschreibung der Zellinformation. Dabei richtet sich das Sonnenvitamin ausschließlich an Gene, die eine Reaktion auf spezielle Hormone zeigen. In der Folge kommt es zu einer veränderten Produktion der Proteine.

Welche langfristige Wirkung verursacht das Vitamin D3?

Langfristig gesehen gleicht das Vitamin D3 einem Differenzierungshormon. Das bedeutet, es stärkt die Knochenstruktur und beeinflusst das Wachstum der Zellen. Zudem beugt das Sonnenvitamin einer krankhaften Wucherung der Zellen vor. Daher senkt ein guter Vitamin-D-Spiegel beispielsweise das Risiko, an speziellen Krebsarten – beispielsweise Dickdarmkrebs – zu erkranken. Da zahlreiche Organe im Körper das Cholecalciferol nicht nur erkennen, sondern eigenständig aus der Zwischenform aktivieren, handelt es sich um ein zentrales Hormon.

Es kann helfen, den Verlauf chronischer Erkrankungen positiv zu beeinflussen und das Immunsystem zu stärken.

Des Weiteren haftet dem Calciol der Ruf an, das Gewebe vor einem frühzeitigen Alterungsprozess zu bewahren. Beispielsweise soll es die Epidermis vor einer durch UV-Licht verursachten Beschädigung schützen. Da jedes Gewebe Rezeptoren für das Vitamin D3 aufweist, ergibt sich im Rückschluss ein ganzheitlicher Bedarf an Cholecalciferol. Dessen positive Wirkung kann nicht ausschließlich bei einer Krebserkrankung eintreten.

Vitamin-D beugt wirksam nachstehenden gesundheitlichen Komplikationen vor:

- Herzkrankheiten,
- Bluthochdruck,
- Rachitis,
- Arthritis
- Autoimmunerkrankungen

Das Vitamin D3 nimmt Einfluss auf verschiedene Prozesse im Organismus. Beispielsweise wirkt es sich auf das Erbgut sowie den Mineralstoffhaushalt aus. Weiterhin ist es für das Immunsystem, die Nerven und das Gehirn von Bedeutung. Aufgrund seiner Wirkungsweise bedingt es im gleichen Fall die Proliferation sowie die Differenzierung von Zellen. Damit das Vitamin D3 seine Aufgaben im Organismus erfüllt, benötigen die Patienten eine ausreichende Cholecalciferol-Versorgung. Des Weiteren besteht die Notwendigkeit einer angemessenen Konzentration von Kofaktoren.

Folgende Bedingungen gewährleisten eine gute Wirkungsweise des Cholecalciferols:

· **ein ausreichender Blutspiegel**
- zwischen 35 und 60 Nanogramm pro Milliliter),

· **Versorgung durch die Sonne**
- ausschließlich auf freien Hautflächen, auf denen sich kein Sonnenschutzmittel befindet),

· **richtige Tagesdosierung**:
- im Sommer 400 bis 1.000 Internationale Einheiten
- im Winter 3.000 bis 4.000 Internationale Einheiten

· **richtige Versorgung mit Kofaktoren**
- beispielsweise Vitamin K2 und Magnesium)

Auswirkungen des Vitamin D Mangel

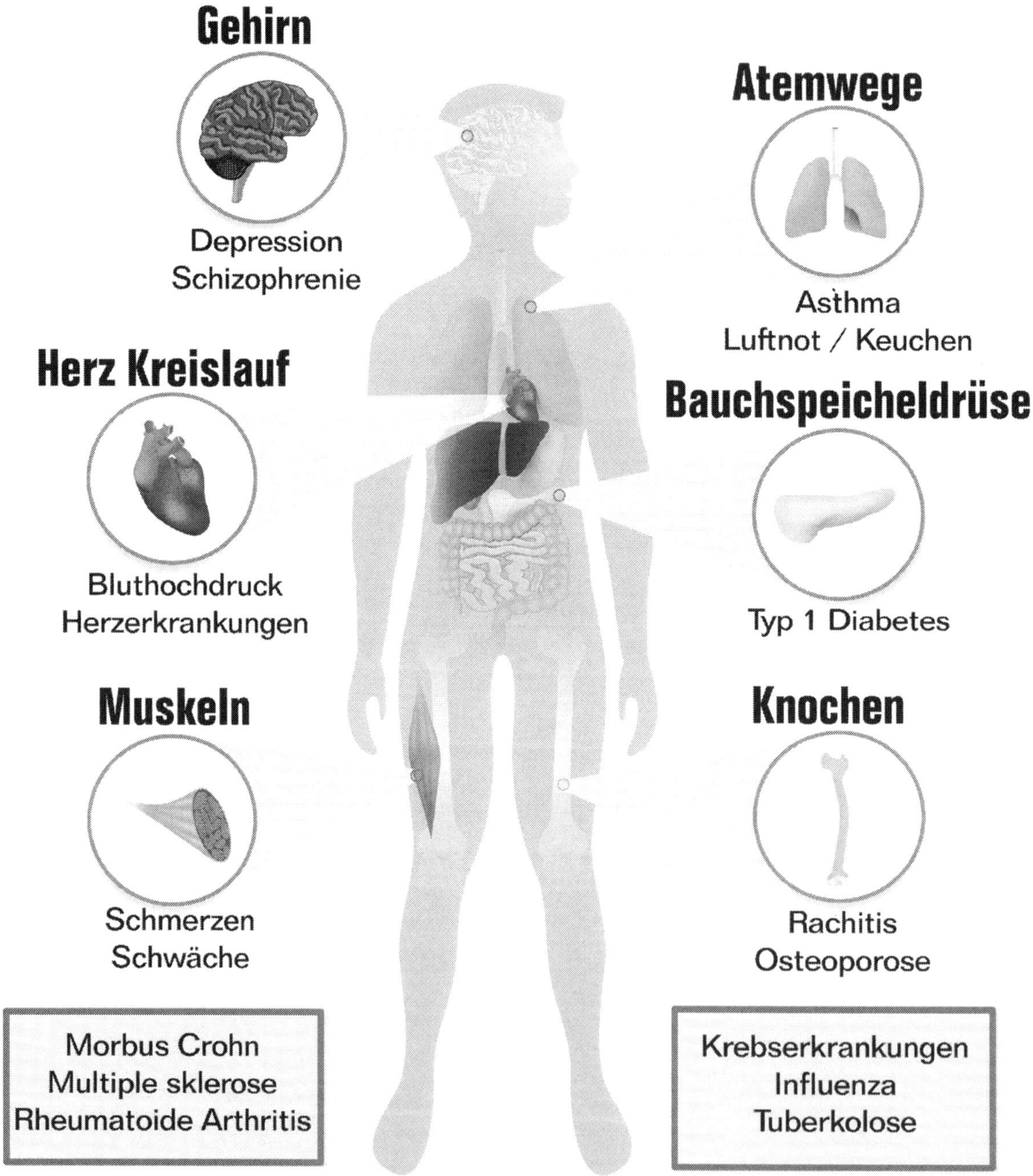

Urheber: designua / 123RF.com /deutsch vitamindmangel.net

Wie wirkt das Vitamin D auf die DNA?

Auf das Erbgut wirkt sich das Cholecalciferol aufgrund seiner Aktivierung in den Zellen aus. Das geschieht über die Vitamin-D-Rezeptoren, die sich kurz VDR nennen. Mit ihnen gelingt es dem Calciol, das Erbgut in speziellen Bereichen zu überschreiben. Dadurch reguliert es die Synthese mehrerer Proteine, Botenstoffe und Enzyme. Diese nehmen wiederum Einfluss auf unterschiedliche Prozesse innerhalb des Organismus. Hierbei verdeutlicht sich die Wirkung des Vitamin D3 als Steroidhormon.

> Zu dem Ergebnis kommen auch die Autoren C. Carlberg und M.J. Campbell in ihrer 2013 erschienenen Publikation: "Vitamin D receptor signaling mechanisms: integrated actions of a well-defined transcription factor. Steroids".

Auf genannte Weise steuert das Calciol über 2.000 Gene. Demnach beeinflusst es Zellen, Organe und das Nervensystem tiefgreifend. Zusätzlich zu dem direkten Einfluss wirkt sich das Vitamin D3 auf die Epigenetik aus. Hierbei handelt es sich um einen Effekt, der belegt, dass es durch eine Methylierung zum dauerhaften Ab- und Anschalten spezieller Gene kommt.

> Die Besonderheit beschrieben Wissenschaftler Irfete S. Fetahu, Julia Höbaus und Enikö Kallay in einer im Jahr 2014 publizierten Studie. Sie trägt den Titel: "Vitamin D and the epigenome" (Front. Physiol., 29 April 2014 | http://dx.doi.org/10.3389/fphys.2014.00164).

Demnach erweist sich das Vitamin D3 als genetischer Modulator, der für die Aktivierung und Steuerung zahlreicher Gene führt. Damit beeinflusst es nicht das gesamte Erbgut, jedoch spezielle Bestandteile dessen.

Wie wirkt Vitamin D auf den Mineralstoffhaushalt?

Zahlreiche Erkenntnisse über das Vitamin D3 publizierten Wissenschaftler erst in den letzten Jahren. Seit Längerem wissen sie, dass sich das Cholecalciferol positiv auf die Knochengesundheit auswirkt. Hierbei steuert es die Aufnahme und die Verwertung der Mineralstoffe Kalzium und Phosphat. Ohne das relevante Hormon Calcitriol gelingt im Darm keine ausreichende Aufnahme dieser Elemente aus der Nahrung. Gleichzeitig führt das Cholecalciferol zu der Wiederaufnahme der Stoffe aus der Niere. Demnach steuert es indirekt den Kalzium- und Phosphatspiegel im Blutkreislauf. Der Grund besteht darin, dass das Vitamin D3 zwei Proteine, die Kalzium transportieren, synthetisiert. Gemeint sind Osteocalcin und Matrix-GLA-Protein.

Beide Proteine bringen das Kalzium zu den Knochen und gewährleisten auf die Weise einen starken Knochenaufbau. Für ihre Aktivierung benötigen die Proteine das Vitamin K2, das eine ähnliche Aufgabe wie das Vitamin D3 übernimmt.

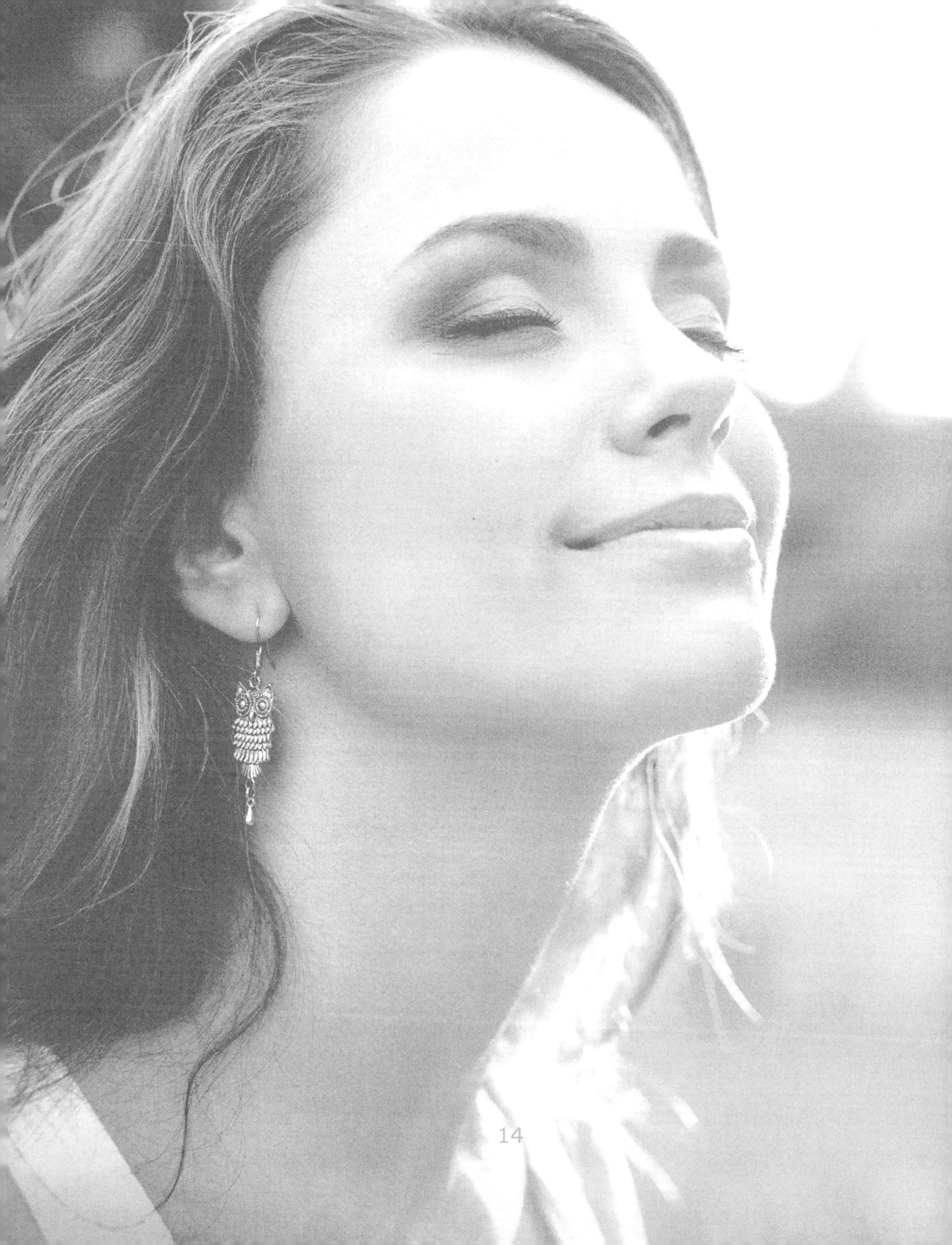

Aufgrund dieser Zusammenwirkung stellen beide Vitamine zentrale Voraussetzungen für den Erhalt der Knochengesundheit dar. Um den Kalzium-Spiegel im Blut auf einem konstanten Level zu halten, wirkt das Vitamin D3 zusammen mit dem Nebenschilddrüsenhormon PTH. Leiden die Patienten an einer Hypovitaminose D (Vitamin-D-Mangel), nehmen sie nur wenig Kalzium auf.

Um den Bedarf im Organismus dennoch zu decken, löst das Hormon PTH das Kalzium aus den Knochen. Damit kommt es auf lange Sicht zu einem Verfall der Skelettstruktur. Da die richtige Konzentration des Vitamin D3 die negative Folge verhindert, unterstützt das Cholecalciferol den Mineralstoffhaushalt im menschlichen Körper.

Wie wirkt das Vitamin D auf das Immunsystem?

Zusätzlich steuert das Vitamin D3 relevante Funktionen innerhalb des Immunsystems. Aufgrund seiner modulierenden Wirkung hängen mehrere Aspekte der körpereigenen Abwehr vom Cholecalciferol ab. Vorwiegend fördert es die Fertigung spezieller Abwehrstoffe und der Antikörper. Dazu gehören beispielsweise die Makrophagen, die eine Untergruppe der Leukozyten darstellen. Der Fachbegriff bezeichnet die weißen Blutkörperchen.

Des Weiteren reguliert das Calciol entzündliche Reaktionen im Organismus herunter. Demnach fungiert es gleichermaßen als Immunmodulator, der für die Förderung einer gesunden Immunantwort sorgt. Daraus resultiert der Schutz vor Autoimmunerkrankungen. Das liegt an dem Umstand, dass das Vitamin eine Abwehrreaktion gegenüber gesunden körpereigenen Zellen verhindert. Bei der Prävention und der Behandlung bakterieller und viraler Krankheiten zeigt sich das Vitamin D3 als begünstigender Faktor.

Das Vitamin D und das Herz-Kreislauf-System

Eine Vielzahl von Erkrankungen des Herzens steht in Zusammenhang mit einem niedrigen Vitamin-D-Spiegel.

Den Einfluss des Cholecalciferols auf das Herz bedingen folgende Faktoren:

- Das Vitamin D3 beteiligt sich an der Regulation des Blutdrucks,
- es beugt chronischen Entzündungen vor,
- es schützt die Herzmuskulatur und die Gefäße
- und es wirkt zahlreichen Risikofaktoren entgegen. [3]

Im Verlauf des Buches gehe ich noch intensiver auf die Auswirkung des Cholecalciferols auf den Bluthochdruck ein. Weitere relevante Organe, die das Calciol beeinflusst, zeigen sich in Form der Nerven und des Gehirns. Im Zentralen Nervensystem kommt es zu einer starken Aktivität der Vitamin-D3-Rezeptoren und der durch sie aktivierten Enzyme. Demnach zählt das Cholecalciferol gleichermaßen zur Gruppe der Neurosteroide.

Die Hormone wirken sich auf die Bildung und Entwicklung von Nervenzellen und Neuronen aus.

Das Calciol beeinflusst folgende Bereiche:

- Es steuert den Zellzyklus von Nervenzellen,
- es nimmt Einfluss auf die Synthese von Neurotransmittern,
- es sorgt für die Steuerung und Bildung relevanter Antioxidanzien,
- dadurch fördert es die Entgiftung des Hirns,
- Vitamin D3 reguliert die intrazellulären Kalziumsignale,
- es steuert neurotrophine und neurotrophe Faktoren
- es reguliert die Differenzierung der strukturellen Entwicklung der Neuronen.

Auf die Weise wirkt sich das Vitamin D3 auf die Neubildung von Nervenzellen aus und erhält die neuronalen Verbindungen. Dadurch kommt es zu einer intakten Signalleitung innerhalb der Nerven. Des Weiteren bedingt das Cholecalciferol eine Neuroplastizität des Gehirns und den Schutz der Nervenzellen. Leiden ältere Menschen an einem niedrigen Vitamin-D-Spiegel, existiert eine deutliche Wechselwirkung mit den kognitiven Fähigkeiten. Das bedeutet, dass vorwiegend Senioren aufgrund eines Mangels an Calciol eine schlechtere Konzentrationsfähigkeit aufweisen. Aus dem Grund gilt eine Unterversorgung mit dem Vitamin D3 als Risikofaktor für eine Demenz.

3. Die Biosynthese und die Umwandlung von Vitamin D3

Den Großteil des Vitamin-D3-Bedarfs decken Wirbeltiere – demnach auch Menschen – über eine körpereigene Synthese ab. Sie gelingt unter Einfluss der ultravioletten Strahlung der Sonne. Die Vorstufen des Vitamin D3 stellt der menschliche Organismus eigenständig her. Das Ausgangsprodukt für die Vitamin-D-Synthese ist das Provitamin 7-Dehydrocholesterin. Die Biosynthese beginnt mit dem Kontakt der Sonnenstrahlen auf der Haut. Dabei tritt das Ultraviolett mit einer bestimmten Wellenlänge in die Haut ein. Dafür liegt die UV-B-Strahlung im Bereich von 290 bis 315 Nanometer.

Innerhalb des 7-Dehydrocholesterin bricht der B-Ring aufgrund einer fotochemisch induzierten 6-Elektronen konrotatorischen elektrocyclischen Reaktion auf. Dadurch entsteht das Prävitamin D3. Den Prozess erklärt der Autor Rudi Hutterer in seinem Buch: "Fit in Biochemie" (Vieweg + Teubner ISBN 978-38348-072-4). Das Prävitamin gehört zu den thermodynamisch instabilen Elementen. Aus dem Grund verändern sich seine Protonen, sodass sich das C-19 zu einem C-9 entwickelt. Durch die folgende Isomerisation – die Umwandlung des Moleküls – entsteht das Vitamin D3. Dieses gelangt in den Blutkreislauf und hängt sich an ein Vitamin-D-bindendes Protein, kurz DBP.

Danach erfolgt der Transport zur Leber, in der eine erneute Umwandlung stattfindet. Das Vitamin D3 entwickelt sich zum 25(OH)Vitamin D3. Der Prozess nimmt innerhalb des Körpers einen Zeitraum von acht Stunden in Anspruch.

Den Wert veröffentlichte The American Society for Clinical Nutrition in einer 1995 publizierten Studie von M F Holick (AM J Clin Nutr March 1995 vol. 61 no. 3 638S-645S). Diese trägt den Titel: "Environmental factors that influence the cutaneous production of vitamin D".

VITAMIN D
Aufnahme und Bildung

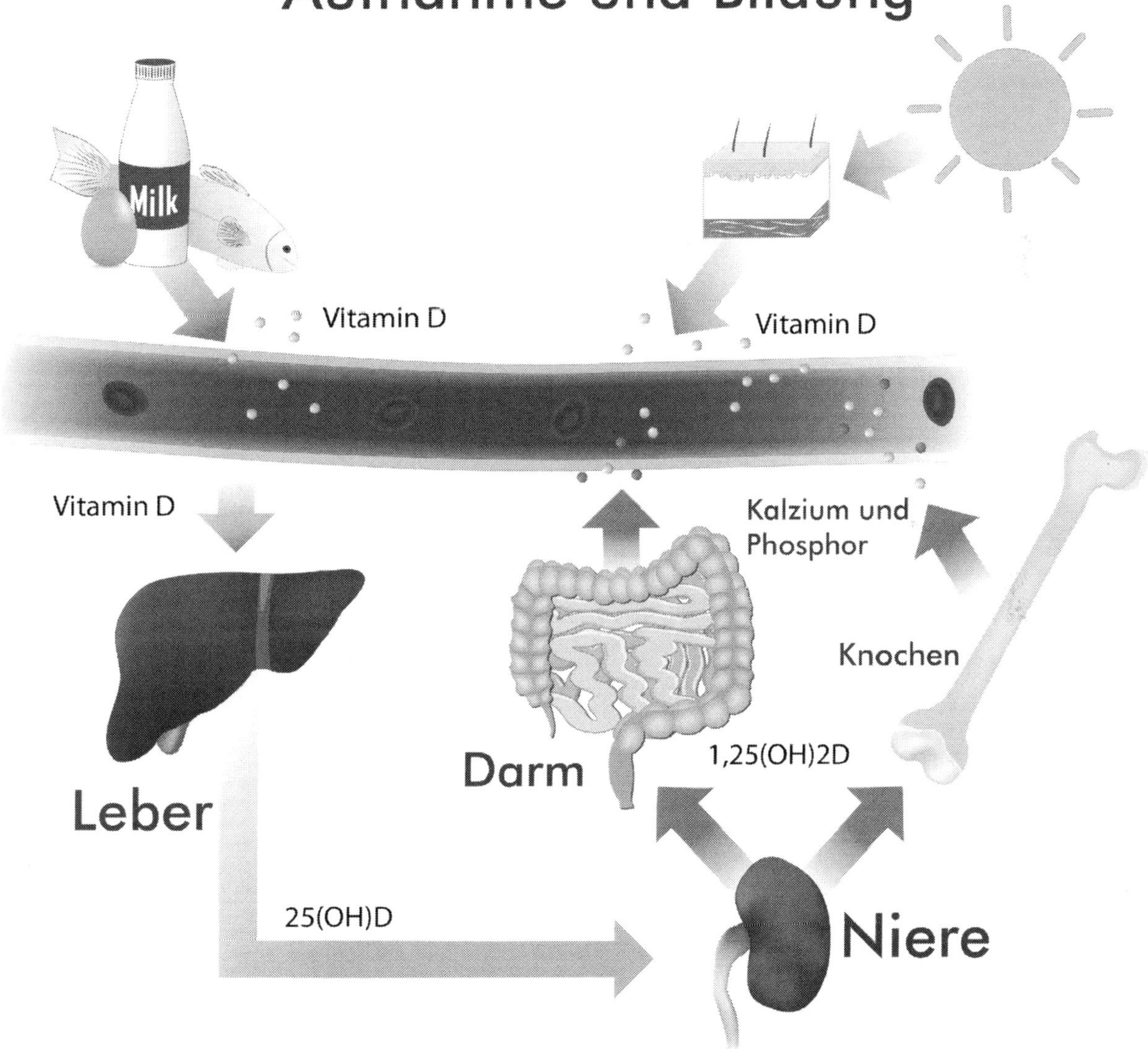

4. Die Funktionsweise des Vitamin D3

Nach dem Transport des Vitamin D3 in die Leber kommt es zur Hydroxylierung. Das geschieht unter Einfluss des Enzyms Cytochrom P450 2R1. Auf die Weise entsteht in den Mikrosomen das Calcidiol. Hierbei handelt es sich um das 25(OH)Vitamin D3. Das Calcidiol bindet sich in der Leber erneut an ein Vitamin-D-bindendes Protein. Auf dem Weg gelangt es in das Blut. Seine Halbwertszeit beträgt 19 Tage. Bei dem Calcidiol handelt es sich um eine besondere Speicherform des Vitamin D3. Kommt es zu einer Unterbrechung der Versorgung mit dem Cholecalciferol, erhält das 25(OH)Vitamin D3 Priorität.

Der Abbau des Calciols gelingt durch die 24-Hydroxylase. Das Endergebnis besteht in einer wasserlöslichen Calcitroinsäure. Der Organismus scheidet diese über die Galle aus. Die Codierung der 24-Hydroxylase übernimmt das Gen CYP24A1.

Das beweist eine im Jahr 1989 publizierte Studie namens: "Calcitroic acid, end product of renal metabolism of 1,25-dihydroxyvitamin D3 through C-24 oxidation pathway" (Autoren: Reddy GS, Tserng KY, PMID: 2719932, Biochemistry. 1989 Feb 21;28(4):1763-9).

5. Funktionsweise 25(OH)Vitamin D3

Das Calcidiol existiert als eine Zwischenstufe bei der Vitamin-D3-Synthese. Die Speicherform des Cholecalciferols nennt sich in der Fachsprache 25-Hydroxy-Vitamin-D3. Da die Zwischenform des Calciols innerhalb des Blutkreislaufs zirkuliert, heißt sie gleichermaßen Zirkulationsform. Auf diese Weise verteilt sich das Calcidiol im gesamten Körper. Erst in den Organen kommt es zur eigentlichen Umwandlung in das Vitamin-D3-Hormon Calcitriol.

Demnach besteht das Calcidiol als nicht-aktive Vorstufe des Vitamin D3. Eigenständig entfaltet es keine Wirkung. Bedeutung erhält das 25-Hydroxy-Vitamin D3 vorrangig bei der Messung der Vitamin-D-Konzentration im Blut. Ausschließlich eine ausreichende Versorgung mit dem Calcidiol gewährleistet einen hohen Sonnenvitamin-Spiegel.

6. Die Aufnahme von Vitamin D3

Eine zusätzliche Aufnahme von Vitamin D3 ist nur bei einem Mangel an Sonnenlicht notwendig. Ihre Zusammenfassung geschieht in dem Fall mit anderen lipophilen – also fettlöslichen – Vitaminen und Nahrungsfetten im Duodenum. Die Resorption gelingt durch verschiedene Gallensäuren in den Mizellen. Dabei besteht die Besonderheit darin, dass die Resorption langsam und unvollständig vonstattengeht. Die empfohlene Tagesdosis an Cholecalciferol liegt bei zwei bis zehn Mikrogramm. Vorwiegend in tierischen Lebensmitteln – beispielsweise Leber – finden die Patienten das nützliche Calciol.

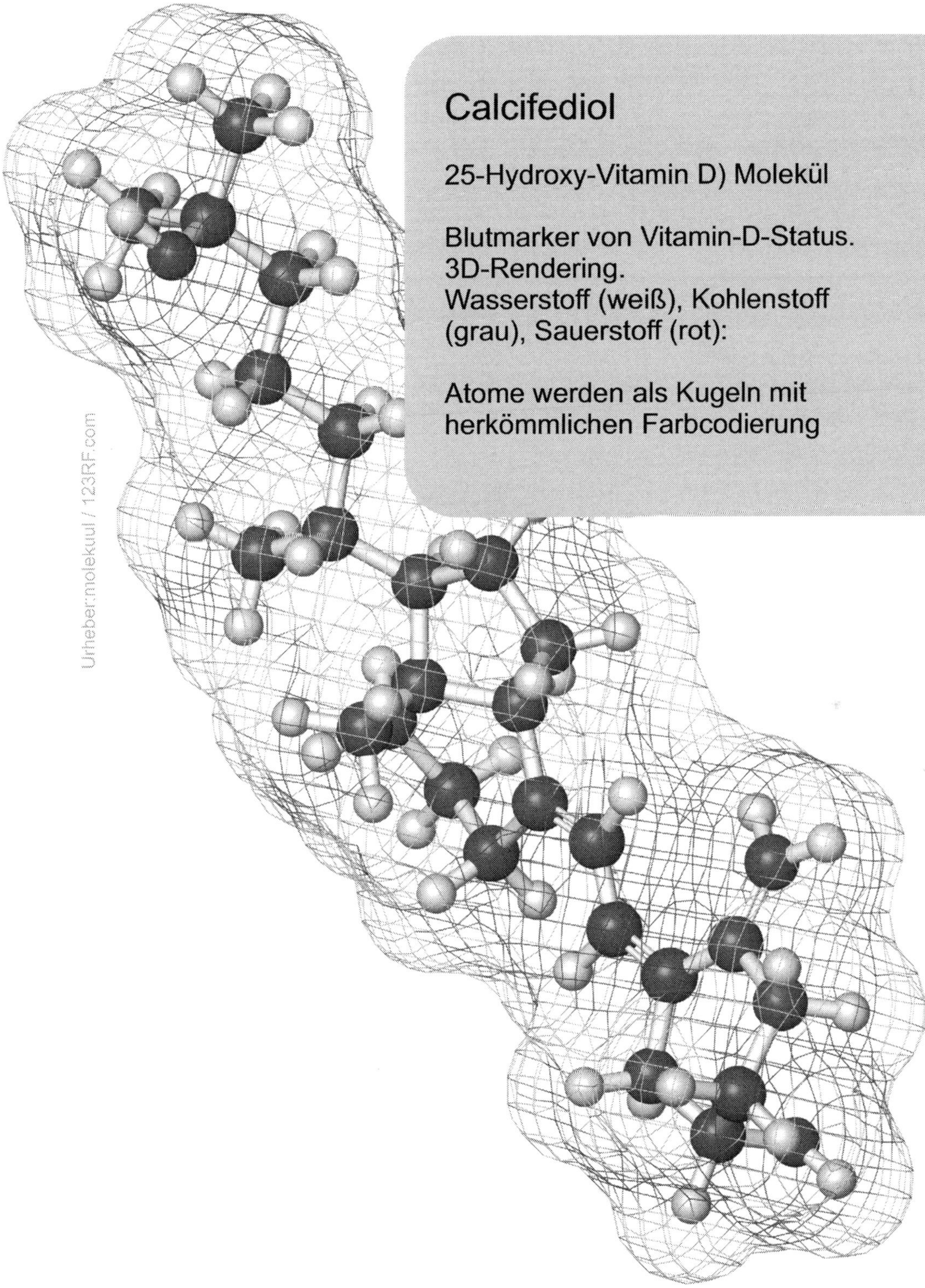

Calcifediol

25-Hydroxy-Vitamin D) Molekül

Blutmarker von Vitamin-D-Status.
3D-Rendering.
Wasserstoff (weiß), Kohlenstoff (grau), Sauerstoff (rot):

Atome werden als Kugeln mit herkömmlichen Farbcodierung

Nach der oralen Aufnahme des Vitamin D3 hängt sich dieses an ein Trägerprotein der Alpha-Globulinfraktion. Auf die Weise gelingt der Transport zu den Zielorganen. Darum unterscheidet sich die Funktion des Vitamin D3 nicht zwischen den einzelnen Aufnahmearten. In beiden Fällen zeigt sich weniger als ein Prozent des Cholecalciferols im Blut frei verfügbar. Bei der Aufnahme des Vitamin D3 durch die Haut existieren, laut amerikanischen Studien, ethnische Unterschiede.

In der Publikation "Vitamin D–Binding Protein and Vitamin D Status of Black Americans and White Americans" bewiesen die Wissenschaftler Camille E. Powe, M.D. et al.,[5] dass Afroamerikaner über einen niedrigen Vitamin-D3-Spiegel verfügen.

Dennoch erwies sich die Knochendichte der dunkelhäutigen Studienteilnehmer als höher im Vergleich zu hellhäutigen Untersuchten. Der Grund besteht in einer schwächeren Konzentration an Vitamin-D-bindenden Proteinen im Blut der afroamerikanischen Patienten. Die Bindung und Ausschüttung des Cholecalciferols orientiert sich wie die Mehrzahl der hormonellen Systeme an einer diffizilen Regulation. Kommt es zu einer Störung, leiden die betroffenen Personen an einem erhöhten oder verminderten Vitamin-D3-Spiegel.

7. Das Zusammenspiel von Vitamin D und Vitamin K

Innerhalb des menschlichen Organismus geht das Cholecalciferol zahlreiche Wechselwirkungen mit anderen Vitaminen ein. Dazu gehört das Vitamin K2. Dieses spielt bei der Aufnahme des Calciols eine tragende Rolle. Ohne das ebenfalls fettlösliche Vitamin führt das Cholecalciferol im schlimmsten Fall zu gesundheitlichen Komplikationen. Der Fachbegriff des Vitamin K2 lautet Menachinon. Wie die anderen K-Vitamine sorgt es hauptsächlich für die Koagulation im Körper. Die Bildung des wichtigen Zusatzstoffes übernehmen spezielle Bakterien im Darm. Aufgrund einer fehlerhaften Synthese besitzt die Vielzahl der Patienten unzureichende Mengen des Vitamins. Daher bewährt es sich, dem Organismus das Vitamin K aus der Nahrung oder über Präparate zuzuführen.

Besonders bei der Aufnahme von Kalzium erhält das Vitamin K Priorität. Es sorgt für den reibungslosen Transport des Kalziums und aktiviert zahlreiche Proteine, beispielsweise das Matrix-GLA-Protein. Auf die Weise unterstützt das Vitamin K das Cholecalciferol. Zudem sorgt es für die Aktivierung des Peptidhormons Osteocalcin. Ohne die Tätigkeit des Menachinons bliebe das Kalzium als schädliche Substanz im Körper.

Die Folge besteht in einer Verkalkung der Organe, die zu Gewebe- und Gefäßschäden führt. Die Aufnahme von Vitamin D3 ohne einen ausreichenden Vitamin-K-Spiegel führt daher zu einem erhöhten Risiko, an Arteriosklerose zu erkranken. Das bestätigt eine Studie von K. L. Berkner und K. W. Runge aus dem Jahr 2004 [6].

Vitamin D und Vitamin K beeinflussen einander

Das Vitamin K2 aktiviert Proteine, die das Cholecalciferol bildet. Aufgrund einer starken Konzentration des Calciols entsteht unter Umständen ein Mangel an dem Menachinon. Der Grund besteht darin, dass der Körper mehr Vitamin K2 verbraucht, als er aufnimmt. Dadurch stehen die Zusatzstoffe der K-Gruppe für weitere Prozesse im Organismus nicht länger zur Verfügung. Folglich kommt es zu einer fehlerhaften Verwertung des Kalziums. Der Umstand erklärt die giftige Wirkung eines zu hohen Vitamin-D3-Spiegels.

Überdosieren die Patienten das Cholecalciferol, bleibt der Transport des aufgenommenen Kalziums aus. Das liegt daran, dass das Vitamin K2 durch die Aktivierung der Proteine einen schnellen Abbau erfährt.

Wie hoch zeigt sich der Bedarf an Vitamin K?

Die exakten Werte für den Vitamin-K-Bedarf eines erwachsenen Patienten stehen nicht fest. Jedoch vermuten die Wissenschaftler, dass die Personen je Kilogramm Körpergewicht ein Mikrogramm des Zusatzstoffes benötigen. Demnach liegt die Tagesdosis im Schnitt zwischen 70 und 120 Mikrogramm Vitamin K1. Der Minimalbedarf für das Vitamin K2 liegt bei 45 Mikrogramm. Eine ausreichende Wirksamkeit des Menachinons gewährleisten Interessenten jedoch erst, wenn sie ihrem Organismus 120 bis 200 Mikrogramm zuführen.

Kommt es zu einem Mangel des Vitamins K1, erscheinen gesundheitliche Risiken als Folge. Bei einer gesunden Ernährung minimiert sich die Wahrscheinlichkeit einer Unterversorgung. Das liegt an dem Umstand, dass der Körper das Vitamin K1 – auch Phyllochinon genannt – aus der Nahrung aufnimmt.

Beispielsweise befindet es sich in:

- Grünkohl,
- Spinat,
- Kichererbsen,
- Olivenöl,
- Linsen,
- Butter,
- Käse,
- Eigelb,
- Hühnerfleisch
- und Gänseleber.

Weiter verbreitet als der Vitamin-K1-Mangel ist eine Unterdosierung mit dem Menachinon. Der Grund besteht darin, dass die Substanz in Lebensmitteln kaum existiert. Vorwiegend findet die Produktion des Vitamins K2 innerhalb des menschlichen Körpers statt. Hierbei wandeln Darmbakterien das Phyllochinon in das Menachinon um. Das geschieht ausschließlich bei einem starken Überschuss an Vitamin K1 im Organismus. Demnach erhält eine gemüsereiche Ernährung eine hohe Relevanz.

Bei einer gestörten Darmflora stockt die Produktion des Vitamins K2. Um eine Unterversorgung zu vermeiden, empfiehlt sich die Einnahme von entsprechenden Nahrungsergänzungsmitteln.

8. Das Vitamin D3 und das Kalzium

Vorwiegend auf die Aufnahme und Speicherung von Kalzium nehmen Vitamin D3 und Vitamin K Einfluss. Bereits im vorherigen Kapitel wies ich auf die Wechselwirkung beider Substanzen hin. Das Cholecalciferol sorgt für eine vermehrte Aufnahme des Kalziums. Dabei gelangt der Mineralstoff aus dem Speisebrei im Darm in den Organismus. Eine ausreichende Versorgung mit dem Vitamin K2 gewährleistet den reibungslosen Abtransport des Kalziums. Dieses unterliegt in der Niere einer Rückresorption von Phosphat- und Kalziumionen.

Durch beide Vitamine profitiert der menschliche Körper von einer verbesserten Mineralisierung. Das Kalzium gelangt in die Knochenstruktur und stärkt das Skelettsystem. Ohne das Menachinon verbliebe der relevante Mineralstoff im Blut, ohne zu den Zielregionen zu kommen. In der Folge bildet sich im Körper eine giftige Schlacke, die beispielsweise einen Herzinfarkts begünstigt. Durch das Zusammenspiel von Cholecalciferol und Menachinon entsteht ein verstärkter Einbau des kalziumhaltigen Hydroxylapatits in die organische Knochenmatrix.

Befindet sich wenig Vitamin D3 im Körper, nimmt dieser keine Mineralstoffe aus der Nahrung auf. Folglich leiden die Patienten an einer schwachen Knochenstruktur. Bei einer Überdosierung des Calciols, erhöht sich das Risiko eines Vitamin-K-Mangels. Dieses baut sich aufgrund der Proteinaktivierung ab, ohne das Kalzium an seinen Bestimmungsort zu bringen. Somit kommt es ebenfalls zu einer porösen Struktur des Skeletts. Der Umstand beweist, dass eine Wechselwirkung zwischen den Vitaminen D3 und K sowie dem Kalzium existiert. Um ein gesundes Leben zu ermöglichen, besteht die Notwendigkeit, dem Organismus die richtigen Dosen an Cholecalciferol und Menachinon zuzuführen.

9. Der Abbau des Vitamin D3

Der Abbau des Cholecalciferols nimmt für den menschlichen Körper einen hohen Stellenwert ein. Ausschließlich durch den Abtransport gelingt es dem Vitamin D3, seine Aufgabe im Zielgewebe zu erfüllen. Die nicht genutzten Bestandteile des Calciols wandelt der Organismus in eine wasserlösliche Säure um. Diese scheidet er über die Galle aus. Beim Abbau des Cholecalciferols entsteht als erstes Zwischenprodukt das Calcidiol. Nach dem Transport des Vitamin D3 in die Leber kommt es zu der Hydroxylierung.

Die Hydroxylierung geschieht unter Einfluss des Enzyms Cytochrom in den Mikrosomen. Sie sind die kleinsten, membranummantelten Vesikel. Durch den Prozess entwickelt sich das Calciol zum Prähormon Calcidiol. Auch dieses geht eine Verbindung mit dem Vitamin-D-bindenden Protein ein. Dadurch gelangt es von der Leber zurück in den Blutkreislauf. Hier nimmt es eine Stellung als Speicherform ein.

Nach einem Zeitraum von zwei bis drei Wochen gelangt das Calcidiol beispielsweise in die Nieren. Hier kommt es zu seiner Umwandlung in das Calcitriol. Ausschließlich dieses aktiviert den Vitamin-D-Rezeptor, sodass das Sonnenvitamin seine positive Wirkung auf den Organismus entfaltet.

Nachdem das Calcitriol Proteine produzierte, folgt der endgültige Abbau des Vitamin D3. Um den zu gewährleisten, benötigt der Körper die 24-Hydroxylase. Die Substanz ermöglicht es, das Calcitriol in eine Säure, die sich in Wasser auflöst, zu wandeln. In der Fachsprache bezeichnen die Mediziner diese als Calcitroinsäure. Sie gelangt über die Galle aus dem Körper. Bei einem normalen Vitamin-D-Spiegel im Organismus findet der von mir beschriebene Ablauf in regelmäßigen Abständen statt.

Obgleich die Patienten sich dem Sonnenlicht aussetzen, kommt es unter Umständen zu einer geringen Aufnahme des Cholecalciferols. In der Folge besteht die Möglichkeit eines fehlerhaften Abbauprozesses. Diesen befinden im gleichen Fall bestimmte Medikamente. Durch die Arzneimittel kommt es zu einem verfrühten Abbau des Cholecalciferols. Das bedeutet, dass das Calciol seine Aufgabe im Körper nicht erfüllen kann. Die betroffenen Personen leiden an einer deutlichen Unterversorgung mit dem relevanten Vitamin D3.

Zu den Präparaten, die zu einem vorzeitigen Cholecalciferol-Abbau führen, gehören Mittel gegen folgende Erkrankungen:

- Muskelstörungen,
- Bluthochdruck,
- Krebs
- sowie chronische Entzündungen.

Patienten, die an den gesundheitlichen Komplikationen leiden, benötigen in der Regel eine zusätzliche Vitamin-D3-Therapie. Sie verfolgt den Zweck, die Cholecalciferol-Konzentration im Blut innerhalb des Normwerts zu halten.

UVB- und UVA-Strahlung dringt in die Haut. Detaillierte Haut Anatomie

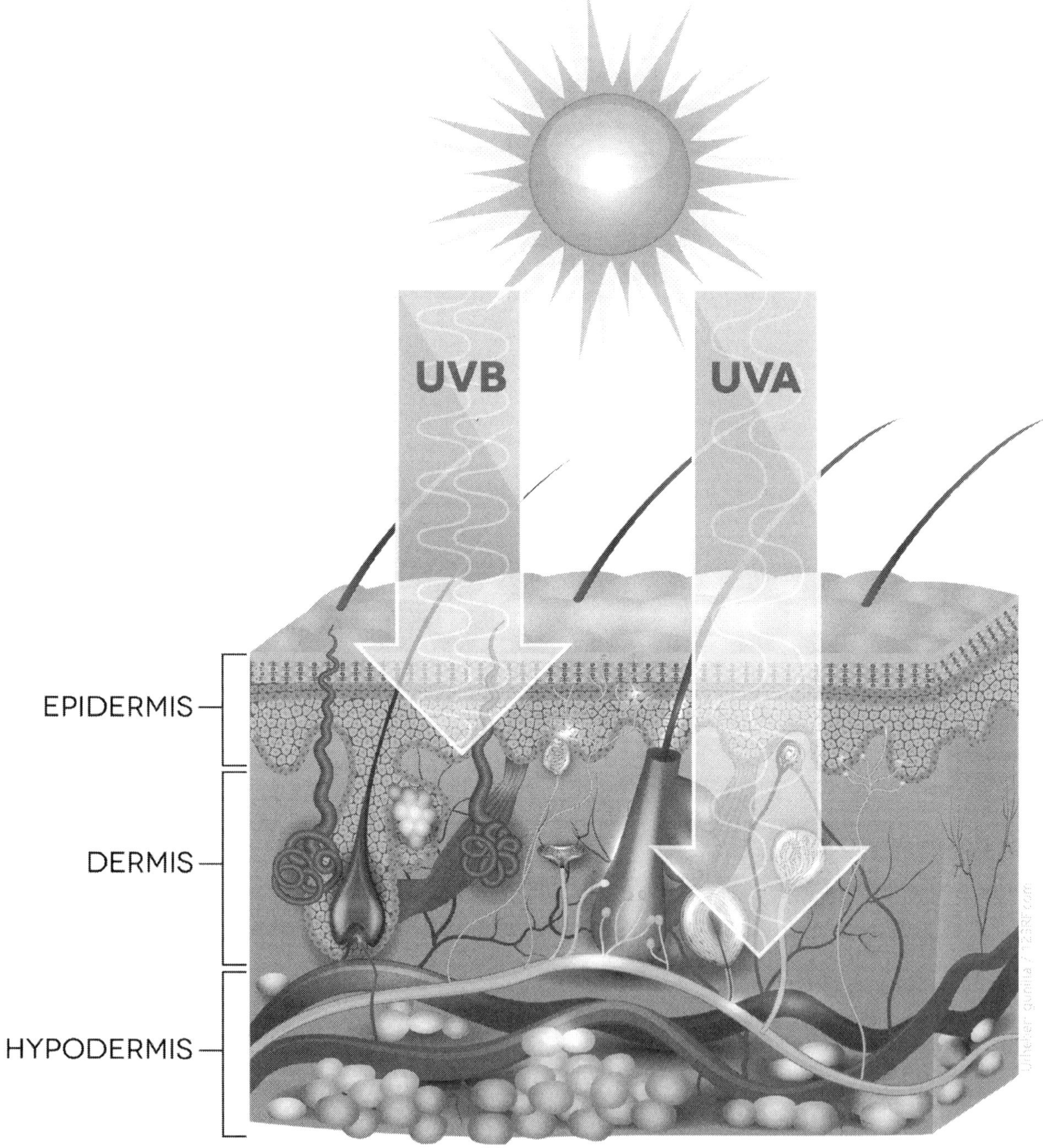

Die Vitamin-D Quellen

1. Die Bildung durch das Sonnenlicht

Unsere Hauptquelle, um an das wichtige Vitamin D zu gelangen, ist das Sonnenlicht. Durch die direkte Sonnenbestrahlung der Haut beginnt die Synthese des Cholecalciferols. Um den Prozess zu beginnen, erhält die Intensität der UV-B-Strahlen einen wesentlichen Stellenwert. Diese Art der Strahlung bedingt beispielsweise die Bräunung der Haut. Der natürliche Weg der körpereigenen Vitamin-D-Produktion unterliegt in der heutigen Zeit jedoch zahlreichen Komplikationen. Vorwiegend der lange Aufenthalt in geschlossenen Räumen verhindert, dass der Organismus ausreichend Sonnenbestrahlung bekommt.

Der Umstand führt dazu, dass die Patienten in nördlichen Industrieländern in der warmen Jahreszeit an einer Unterversorgung mit dem Cholecalciferol leiden.

Das belegt die Studie "Worldwide vitamin D status" von van Schoor NM und Lips P. aus dem Jahr 2011.

Den Mangel bedingt gleichermaßen die Tatsache, dass die Sonnenstrahlung in Gebieten nördlich des 40. Breitengrads flach ausfällt. Das betrifft alle Regionen, die nördlich von Rom liegen. In den Wintermonaten – das heißt, von Oktober bis März – besteht keine Möglichkeit, ausreichend Cholecalciferol zu bilden. Um eine Unterversorgung zu vermeiden, greifen viele Patienten in dem Zeitraum auf Vitamin-D-Präparate zurück.

Welche Faktoren beeinflussen die Vitamin-D-Bildung durch Sonnenlicht?

Unter freiem Himmel bildet der Organismus innerhalb einer Stunde eine Vitamin-D-Konzentration von 10.000 bis 20.000 Internationalen Einheiten. Voraussetzungen hierfür stellen die Jahreszeit – Sommer – und die Bekleidung der Personen dar. Die Cholecalciferol-Synthese gelingt ausschließlich auf unbekleideten Hautstellen. Zudem erfordert dies den Verzicht auf Sonnenschutzmittel. Diese beeinträchtigen die Aufnahme der Vorform des Vitamin D.

Bei der Sonnenvitamin-Synthese über die UV-B-Strahlung profitieren die Betreffenden von einer nachhaltigen Versorgung mit dem Calciol. Im Gegensatz zur Vitamin-D-Aufnahme aus der Nahrung oder Präparaten, bleibt der Cholecalciferolspiegel im Blut länger erhöht. Die exakte Menge des gebildeten Sonnenvitamins hängt von individuellen Faktoren ab. Zudem spielen die äußeren Bedingungen eine Rolle. Zu ihnen gehören beispielsweise:

- die Tageszeit,
- die Bewölkung,
- die Höhenlage
- und der Untergrund.

Die individuellen Faktoren umfassen den Hauttyp und das Alter. Des Weiteren ist die Aufnahme der Vitamin-D-Konzentration abhängig von der Position der sich Sonnenden. Beispielsweise setzen die Patienten im Liegen eine größere Fläche ihres Körpers dem Sonnenlicht aus als im Stehen. Nimmt der Organismus das Cholecalciferol über die Sonnenstrahlen auf, steht eine Überdosierung nicht zu befürchten. Das liegt an einem Schutzmechanismus des Körpers, der eine überhöhte Sonnenvitamin-Synthese verhindert.

Standort und Tageszeit beeinflussen die Vitamin-D-Aufnahme

Der Winkel der UV-B-Strahlung nimmt einen maßgeblichen Einfluss auf die Vitamin-D-Aufnahme der Haut. Bei einem flachen Winkel präsentiert sich der Weg der Strahlen durch die Ozonschicht signifikant länger. Das Ozon absorbiert einen Teil der Strahlung, sodass vergleichsweise weniger ultraviolettes Licht auf die Epidermis trifft. Unterhalb eines Winkels von 45 Grad existiert keine Möglichkeit der Sonnenvitamin-Produktion. Der Fall tritt vorwiegend in der Zeit der Dämmerung – morgens und abends – und in den Wintermonaten ein.

Damit der menschliche Organismus das Vitamin D aufnimmt, benötigt er den Einfluss der UV-B-Strahlung. Jedoch macht diese ausschließlich zwei bis zehn Prozent der gesamten ultravioletten Strahlung aus. Der Löwenanteil des Sonnenlichts besteht aus der UV-A-Strahlung, die tief in die Epidermis eindringt. Im Gegensatz zur UV-B-Strahlung setzt sie in der Haut große Mengen an freien Radikalen frei und erhöht das Risiko von schwarzem Hautkrebs. Die Intensität der UV-B-Strahlung variiert abhängig von der Tageszeit. Vorwiegend mittags erreichen die UV-B-Strahlen ihr größtmögliches Ausmaß. Im Zeitraum von elf Uhr vormittags bis ein Uhr nachmittags liegt die relative Intensität der UV-B-Strahlen bei 95 Prozent. Direkt um 13 Uhr steigt sie auf 100 Prozent an.

Hierbei gilt es zu beachten, dass die UV-Intensität mit der Cholecalciferol-Produktion nicht linear verläuft. In der Regel gilt jedoch, dass die Aufnahme an Vitamine D unter Einfluss der Mittagssonne doppelt hoch ist als am Vor- und Nachmittag. Neben der Stärke der Sonnenstrahlen spielt deren Einfallswinkel auf die Haut eine Rolle. Das bedeutet, dass die Position des sich Sonnenden einen Stellenwert erhält. Im Laufen oder Stehen nimmt er weniger Vitamin D durch das Sonnenlicht auf, als im Liegen.

Die Produktion von Vitamin-D ist beim Sonnen im liegen doppelt so hoch wie in einer stehenden Position.

Zu dem Ergebnis kommt der Wissenschaftler Anthony W. Norman in seiner Publikation: "Sunlight, season, skin pigmentation, vitamin D, and 25-hydroxyvitamin D: Integral components of the vitamin D endocrine system" (https://www.researchgate.net/publication/13659600_Sunlight_season_skin_pigmentation_vitamin_D_and_25-hydroxyvitamin_D_Integral_components_of_the_vitamin_D_endocrine_system).

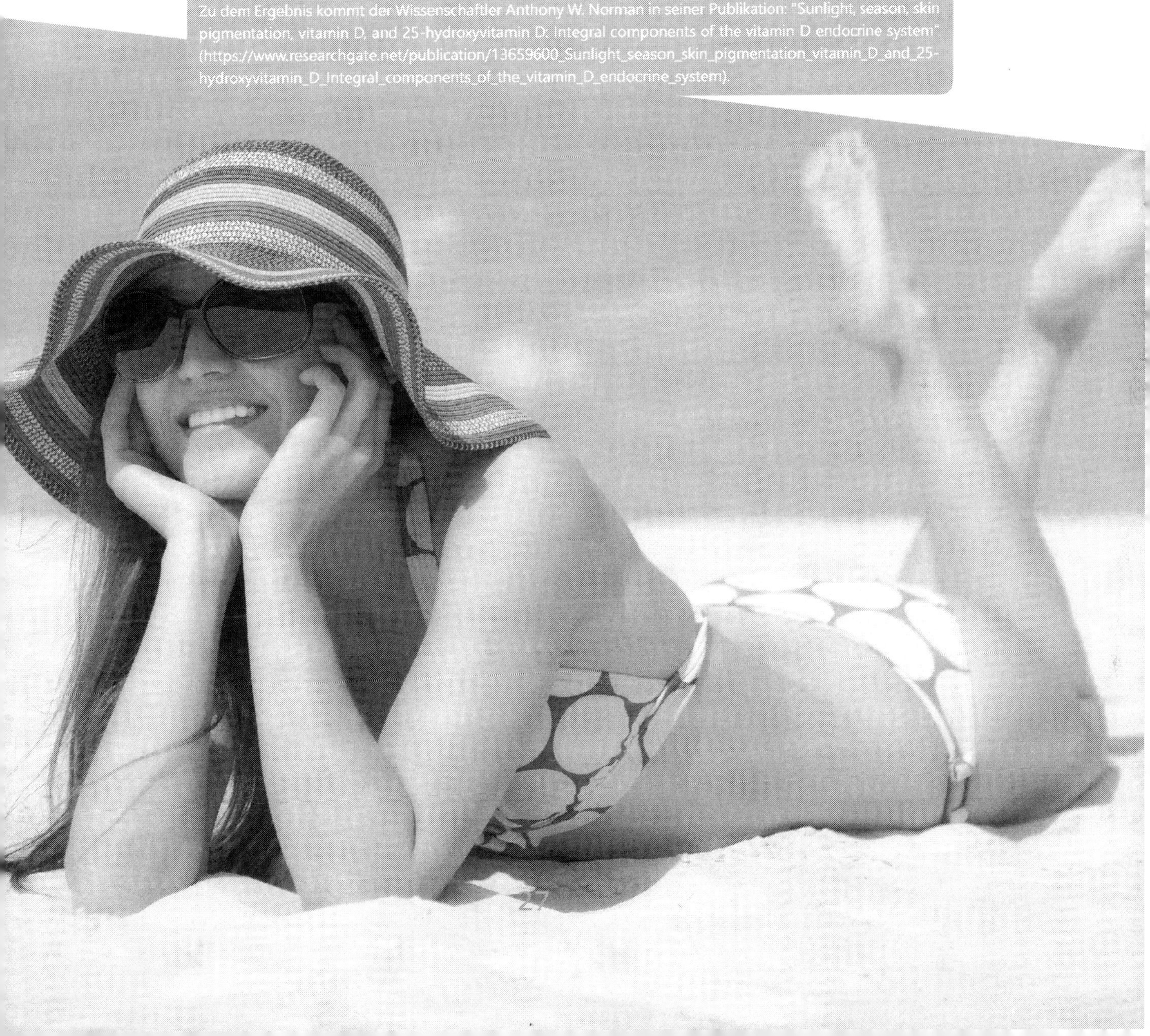

Die Vitamin-D-Aufnahme hängt vom Hauttyp ab

Bei der körpereigenen Produktion von Cholecalciferol beeinflussen individuelle Faktoren die Menge des aufgenommenen Vitamin D. Dabei liegt das Hauptaugenmerk auf dem Hauttyp. Die Fertigung des Sonnenvitamins und die Anfälligkeit für einen Sonnenbrand stehen in einem engen Verhältnis zueinander. Das resultiert aus dem Umstand, dass Menschen mit einer blassen Hautfarbe schneller Vitamin D synthetisieren.

Die Wissenschaft geht davon aus, dass die Entwicklung einer blassen Haut einen evolutionären Faktor darstellt. Als die Menschen in nördliche Gefilde wanderten, passten sie sich mit der Zeit den veränderten Sonnenverhältnissen an. Das Ziel bestand darin, die Produktion an Vitamin D zu optimieren.

Eine ausführliche Betrachtung der Theorie bietet die Publikation von Nina G. Jablonski "The Evolution of Human Skin and Skin Color" (Annual Review of Anthropology Vol. 33: 585-623 | Volume publication date October 2004 | DOI: 10.1146/annurev.anthro.33.070203.143955).

Neben der Hautfarbe hängt die körpereigene Vitamin-D-Fertigung gleichermaßen von den Lebensjahren ab. Mit zunehmendem Alter verringert sich die Fähigkeit, das Cholecalciferol eigenständig in der Haut zu bilden. Aus dem Grund leiden zahlreiche Senioren an einem Vitamin-D-Mangel.

Ab dem 70. Lebensjahr vermindert sich die Kapazität der Sonnenvitamin-Synthese in der Haut um 75 Prozent. Der Umstand resultiert aus der veränderten Hautbeschaffenheit und der niedrigen Konzentration des 7-Dehydrocholesterols. Um eine Unterversorgung zu vermeiden, bewährt es sich, die körpereigenen Vitamin-D-Speicher mit entsprechenden Präparaten zu unterstützen.

Die Störfaktoren für die Vitamin-D-Aufnahme

Um der vorzeitigen Hautalterung und dem Krebsrisiko vorzubeugen, verwendet die deutsche Bevölkerung in der Mehrzahl der Personen Sonnencreme. Der übermäßige Gebrauch des Sonnenschutzes besitzt jedoch negative Auswirkungen. Die Salbe filtert die UV-B-Strahlen des Lichts aus der Haut. Aus dem Grund besteht keine Möglichkeit einer Vitamin-D-Synthese. Ab dem Lichtschutzfaktor Acht geschieht keine Produktion des Cholecalciferols in der Epidermis. Zusätzlich lagern sich aufgrund der Sonnenmilch chemische Substanzen in der obersten Hautschicht ab. Trifft die UV-A-Strahlung auf den Bereich, kommt es zur Bildung freier Radikale.

Die aggressive Form dieser Radikale greift die Hautzellen an und führt zu einer nachhaltigen Schädigung.

Das belegt eine Studie von Rosemary Dunford et al. mit dem Titel: "Chemical oxidation and DNA damage catalysed by inorganic sunscreen ingredients" (FEBS Letters Volume 418, Issue 1-2 November 24, 1997 Pages 87–90 | DOI: 10.1016/S0014-5793(97)01356-2).

Ein hohes Risiko geht von den Chemikalien Titanoxid und Zinkoxid aus. Zusätzlich dringen die Substanzen in den Blutkreislauf ein und beeinträchtigen auf die Weise den Hormonhaushalt. Daher lohnt es sich, die Sonnenschutzmittel bedacht einzusetzen. Natürliche Produkte eignen sich vorrangig, um unerwünschte Nebenwirkungen zu vermeiden.

Bei einem kurzen Aufenthalt im Freien besteht im Regelfall keine Notwendigkeit, einen Sonnenschutz aufzutragen. Die Haut besitzt einen Schutzmechanismus, um einer starken Strahlenbelastung vorzubeugen. Hierbei spielt das Pigment Melanin eine Rolle. Durch dieses kommt es zur Bräunung der Haut, wobei die zunehmende Pigmentierung einen Schutz darstellt. Eine langfristige Vorbräunung verhindert beispielsweise Sonnenbrand. Das liegt an dem Umstand, dass sich das Melanin bereits in den obersten Hautschichten befindet. Um gesundheitliche Risiken zu vermeiden und dennoch ausreichend Vitamin D aufzunehmen, eignet sich daher eine langsame Sonnengewöhnung.

Praktische Tipps zum richtigen Sonnen

Damit der Organismus ausreichend Vitamin D aufnehmen kann, hilft es, sich regelmäßig zu sonnen. Von dem positiven Effekt der UV-Strahlung profitieren die Sonnenanbeter, wenn sie sich an einfache Tipps halten. Beispielsweise bewährt es sich, die Eigenschutzzeit der Haut zu ermitteln. Bis sich die Epidermis rötet, geht keine Gefahr von einer übermäßigen Bestrahlung aus. Durch einen Selbstversuch finden die Patienten heraus, wie lang der Eigenschutz ihrer Haut anhält. Der entsprechende Zeitraum nennt sich in der Fachsprache minimale Erythemdosis, kurz MED.

Ohne Sonnencreme aufzutragen, sollten sich die Personen nicht länger als die MED dem Sonnenlicht aussetzen. Zudem profitieren sie von einer langsamen Gewöhnung an die UV-Strahlen. Beginnt das Sonnen bereits im Frühling, verfügt die Haut im Sommer über einen zuverlässigen Schutz. Damit sich die Epidermis an die Sonnenstrahlen gewöhnt, bewährt es sich, täglich ein kurzes Sonnenbad zu nehmen.

Dabei liegt das Hauptaugenmerk darauf, große Hautflächen zu besonnen. Gelangt das Licht ausschließlich auf Arme und Gesicht, findet keine ausreichende Vitamin-D-Produktion statt. Als besser erweist sich das Tragen von Badesachen oder kurzer Bekleidung. Die Hälfte der MED sonnen sich die Patienten ohne Sonnencreme, um eine gute Cholecalciferol-Synthese zu gewährleisten. Bei einem mangelhaften Aufenthalt in der Sonne greifen die Betroffenen auf alternative Vitamin-D-Quellen zurück. Dazu gehört beispielsweise ein Besuch im Solarium.

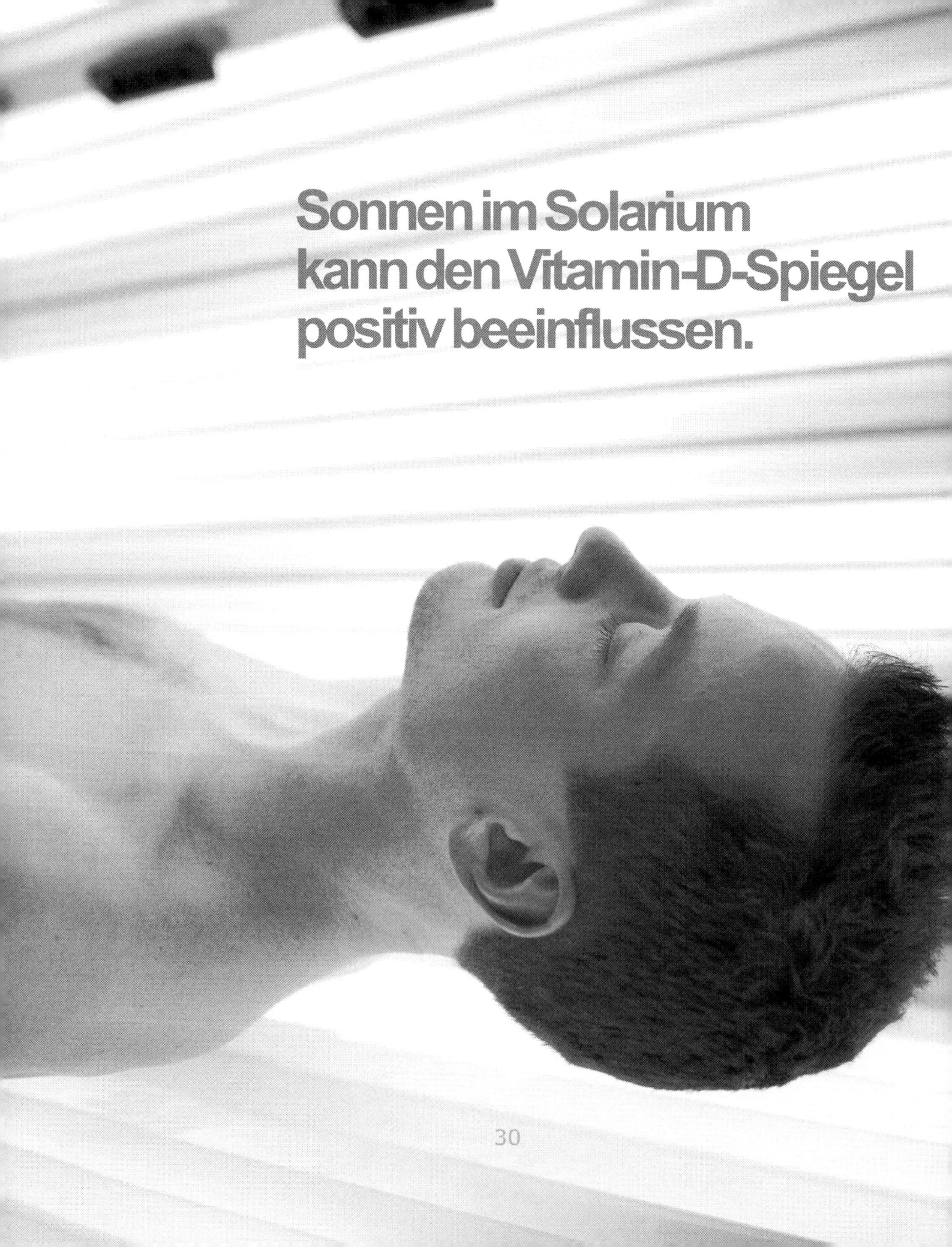

Sonnen im Solarium kann den Vitamin-D-Spiegel positiv beeinflussen.

2. Das Solarium als Quelle für das Sonnenvitamin

In modernen Solarien bieten die Lichtquellen eine Mischung aus der UV-A-Strahlung und den UV-B-Strahlen. Letztere gewährleisten die Produktion des Vitamin D. Dabei eignen sich für alle Hauttypen Besonnungszeiten von zehn Minuten bis zu einer Viertelstunde innerhalb von sieben Tagen. Durch einen Besuch im Solarium besteht die Chance, den Cholecalciferol-Spiegel signifikant zu steigern. Das regelmäßige Liegen auf der Sonnenbank führt zu einer Vitamin-D-Konzentration von 48 Nanogramm je Milliliter im Blut.

Zu dem Ergebnis kommt die in 2004 von The American Journal of Clinical Nutrition veröffentlichte Studie "Tanning is associated with optimal vitamin D status (serum 25-hydroxyvitamin D concentration) and higher bone mineral density" (Am J Clin Nutr December 2004 vol. 80 no. 6 1645-1649). Die Autoren der Studie sind

3. Vitamin-D-Aufnahme durch die Nahrung

In Lebensmitteln befindet sich nur ein geringer Anteil an Vitamin D. Aus dem Grund besteht keine Möglichkeit, den täglichen Bedarf allein durch die Nahrung zu decken. Dennoch lohnt sich in der kalten Jahreszeit der Verzehr von Vitamin-D-haltigen Speisen. Dadurch unterstützen die Menschen den Cholecalciferol-Spiegel im Blut und schützen auf diese Weise ihr Immunsystem. Das Sonnenvitamin existiert vorrangig in Fettfischen wie Hering, Lachs oder Sardinen. Des Weiteren bewährt sich der Konsum von Milchprodukten, um einen deutlichen Anstieg des Vitamin D im Organismus zu verzeichnen.

Neben Joghurt und Käse stellen Eier eine zuverlässige Vitamin-D-Quelle dar. Speziell im Herbst kommen Pilzliebhaber auf ihre Kosten. In Steinpilzen und den Shiitake-Pilzen gibt es ein Cholecalciferol-Vorkommen. Um dem Körper eine Vitamin-D-Dosis von fünf Mikrogramm zuzuführen, verzehren die Patienten beispielsweise:

- 20 Gramm Hering,
- 150 Gramm Avocado,
- 150 Gramm Pilze,
- 250 Gramm Leber vom Rind,
- 500 Gramm Käse
- oder vier Eier.

Einen großen Anteil an Vitamin D besitzt Lebertran. In der Substanz befinden sich 300 Mikrogramm des Sonnenvitamins. Das entspricht 12.000 Internationalen Einheiten. Die Avocado verfügt über das höchste pflanzliche Vitamin D. Um den täglichen Bedarf an Cholecalciferol zu decken müssten Sie aber pro Tag fünf Avocado Früchte essen. Durch das Beispiel verdeutlicht sich, dass eine ausreichende Vitamin-D-Versorgung durch die Nahrung unrealistisch erscheint. Dennoch bewährt es sich, täglich einige der Vitamin-D-haltigen Nahrungsmittel zu konsumieren.

Zudem besteht die Möglichkeit, den körpereigenen Sonnenvitamin-Spiegel durch die Einnahme entsprechender Präparate zu erhöhen.

4. Vitamin-D-Aufnahme durch Präparate

Um die Konzentration des Vitamin D im Körper zu verbessern, kann sich die Aufnahme von Nahrungsergänzungsmitteln, die das Sonnenvitamin enthalten, bewähren. Auf dem Markt existieren zahlreiche Dragees, Tabletten und Tropfen, die einen optimierten Cholecalciferol-Spiegel versprechen. Hierbei gilt es zu beachten, dass sich die einzelnen Produkte in folgenden Faktoren unterscheiden:

- der Zusammensetzung,
- der Dosierung,
- dem Wirkstoff
- und der Darreichungsform.

Vorerst kommt es darauf an, herauszufinden, welche Art von Calciferol in dem Präparat enthalten ist. Einige Substanzen verfügen über Vitamin D2 oder Vitamin D3. In der Mehrzahl der Nahrungsergänzungsmittel befindet sich das bekannte Vitamin D3. Einen Vorteil können Artikel gewähren, die weitere Zusatzstoffe enthalten. Dazu gehören beispielsweise Vitamin K und Kalzium. Bei der Dosierung enthalten die Präparate eine Vitamin-D-Konzentration zwischen 400 und 20.000 Internationalen Einheiten.

Welches Vitamin D braucht der Körper?

Das Vitamin D existiert in zwei unterschiedlichen Varianten. Bei dem Vitamin D2 handelt es sich um das Ergocalciferol. Das Cholecalciferol stellt das Vitamin D3 dar, das vorwiegend in tierischen Lebensmitteln vorkommt. Im Gegensatz dazu befindet sich das Ergocalciferol in Pflanzen, beispielsweise Pilzen. Der menschliche Organismus bindet und verwertet das Vitamin D2 vergleichsweise schlecht [7]. Aus dem Grund achten die Personen beim Kauf der Vitamin-D-Präparate darauf, dass diese Vitamin D3 enthalten.

Das in den Tabletten, Ölen und Kapseln verwendete Vitamin D3 stammt von dem tierischen Produkt Lanolin. Dieses befindet sich beispielsweise in Wollfett, einem Drüsensekret von Schafen. Ebenfalls produziert eine spezielle Flechtenart das Cholecalciferol. Die Variante eignet sich speziell für Veganer und Vegetarier. Die Dosierung der Präparate hängt von den persönlichen Bedürfnissen der Verwender ab. Vorzugsweise wählen sie Produkte, die eine individuelle Dosierung zulassen. Bei diesen liegt die Vitamin-D-Konzentration zwischen 400 und 1.000 Internationalen Einheiten.

In der kalten Jahreszeit steigt der tägliche Bedarf an dem Sonnenvitamin. Aus dem Grund kann sich die benötigte Dosis auf 2.000 bis 4.000 Internationale Einheiten erhöhen. Bei der Aufnahme von Vitamin-D-Präparaten achten die Patienten darauf, ebenfalls die Vitamin-K-Konzentration im Organismus zu erhöhen.

Tabletten, die eine Kombination aus Cholecalciferol, Vitamin K und Magnesium enthalten, erweisen sich als vorteilhaft. Auf hoch dosierte Vitamin-D-Präparate verzichten gesunde Personen. Die Produkte eignen sich ausschließlich, um bei einem langfristigen Sonnenvitamin-Mangel den körpereigenen Speicher aufzufüllen.

Öle und Tabletten, die Vitamin D3 enthalten, nehmen auf erwachsene Menschen und Säuglinge einen positiven Einfluss. Vorwiegend in den ersten Lebensmonaten spielt der Aufbau einer intakten Knochenstruktur eine Rolle. Aus dem Grund bekommen die Kinder bis zum zweiten Lebensjahr Cholecalciferol-Präparate. Deren Dosierung liegt bei 400 Internationalen Einheiten am Tag. Die Gabe der Nahrungsergänzungsmittel stellt bei Säuglingen eine relevante Prophylaxe dar. Vorwiegend schützt das Calciol die kleinen Patienten vor der Knochenfehlbildungserkrankung Rachitis.

Besteht die Gefahr einer Vitamin-D-Überdosis?

In der Regel führt der Konsum von Vitamin-D-Präparaten nicht zu einer Überdosierung. Halten sich die Patienten an die empfohlenen Tagesmengen, brauchen sie keine gesundheitlichen Komplikationen zu befürchten. Ausschließlich bei einer täglichen Aufnahme von mehr als 40.000 Internationalen Einheiten über einen langen Zeitraum führt zu negativen Folgen. Dazu gehört beispielsweise ein Überschuss an Kalzium im Blut. Der Fachbegriff für das Phänomen lautet Hyperkalzämie. Sie führt im schlimmsten Fall zu einem erhöhten Blutspiegel.

Nehmen die Konsumenten Vitamin-D-Präparate, steht eine vermehrte Zufuhr von Vitamin K im Mittelpunkt. Ohne dieses erfolgt kein Mineralstofftransport im Organismus, sodass aufgenommenes Kalzium als giftiger Rückstand im Blut bleibt. Um das zu vermeiden, lohnt es sich, Vitamin-D-Kapseln ausschließlich zusammen mit Vitamin-K-Präparaten oder ein Kombinationspräparat einzunehmen.

Vitamin-D Darreichungsformen

Präparate, die das Cholecalciferol enthalten,existieren im Handel in verschiedenen Darreichungsformen. Dazu gehören beispielsweise Kapseln, Öle oder lösliche Tabletten. Bei dem Vitamin D handelt es sich um eine fettlösliche Substanz. Aus dem Grund eignen sich Präparate, in denen sich das Calciol bereits in Öl befindet. Eine Studie aus dem Jahr 2014 belegt, dass Vitamin-D-Tropfen über die höchste Wirksamkeit verfügen.

Nachweis: Die Publikation der Autoren Traub ML et al. trägt den Titel: "Impact of vitamin D3 dietary supplement matrix on clinical response" (J Clin Endocrinol Metab. 2014 Aug;99(8):2720-8. doi: 10.1210/jc.2013-3162. Epub 2014 Mar 31.).

Bei diesen Vitamin-D-Präparaten befindet sich das Cholecalciferol in einem natürlichen Öl, beispielsweise Kokosöl. Des Weiteren profitieren die Patienten von der Reinheit der Produkte. In ihnen existieren keine Zusatzstoffe, sodass der Organismus die Tropfen ohne Schwierigkeiten aufnimmt. Zudem besteht die Möglichkeit, das Vitamin-D-Öl individuell zu dosieren.

Der Nachteil der Tropfen besteht in ihrer vergleichsweise geringen Haltbarkeit. Daher bewährt es sich, beim Kauf auf kleinere Packungsgrößen zu achten.

In der Regel handelt es sich bei den Vitamin-D-Tabletten um die bekannteste Form der Nahrungsergänzungsmittel. Die Verbraucher nehmen sie im festen Zustand oder in Flüssigkeit aufgelöst zu sich. Damit der Körper die Tabletten aufnimmt, verfügen diese über den Inhaltsstoff MCT. Die Abkürzung steht für die mittelkettigen Triglyceriden, spezielle Öle, welche die Aufnahme von Cholecalciferol begünstigen. Einige Produkte besitzen zudem Farb- und Geschmacksstoffe sowie Magnesiumstearat. Vorwiegend Letzteres kann zu einem schlechten Abbau des Vitamin D oder sogar gesundheitlichen Komplikationen führen.

Eine bessere Alternative stellen die Vitamin-D-Kapseln dar. Sie bestehen ausschließlich aus dem Cholecalciferol und Cellulose. Bei den Präparaten fehlt das Öl, das einen positiven Effekt auf die Sonnenvitamin-Einnahme einnimmt. Daher lohnt es sich, die Kapseln vor dem Verzehr mit einem Tropfen Speiseöl zu versehen. Die Vorteile dieser Präparate bestehen im Fehlen von Zusatzstoffen und der daraus resultierenden Reinheit.

Eine weitere Darreichungsform stellen die Softgels dar. Das sind Weichkapseln, die das Vitamin D zusammen mit einer öligen Substanz enthalten. Damit erscheinen sie als Kombination zwischen den Tropfen und den Kapseln.

Ein Vitamin-D-Präparat sollte diese Voraussetzungen erfüllen:

- **Enthält den Wirkstoff Vitamin D3 (oder veganes Vitamin D3),**
- **eignet sich für eine flexible Dosierung,**
- **besitzt eine Vitamin-D-Konzentration zwischen 1.000 und 4.000 Internationalen Einheiten,**
- **verzichtet auf unnötige Zusatzstoffe**
- **und tritt in Kombination mit Vitamin K2 auf.**

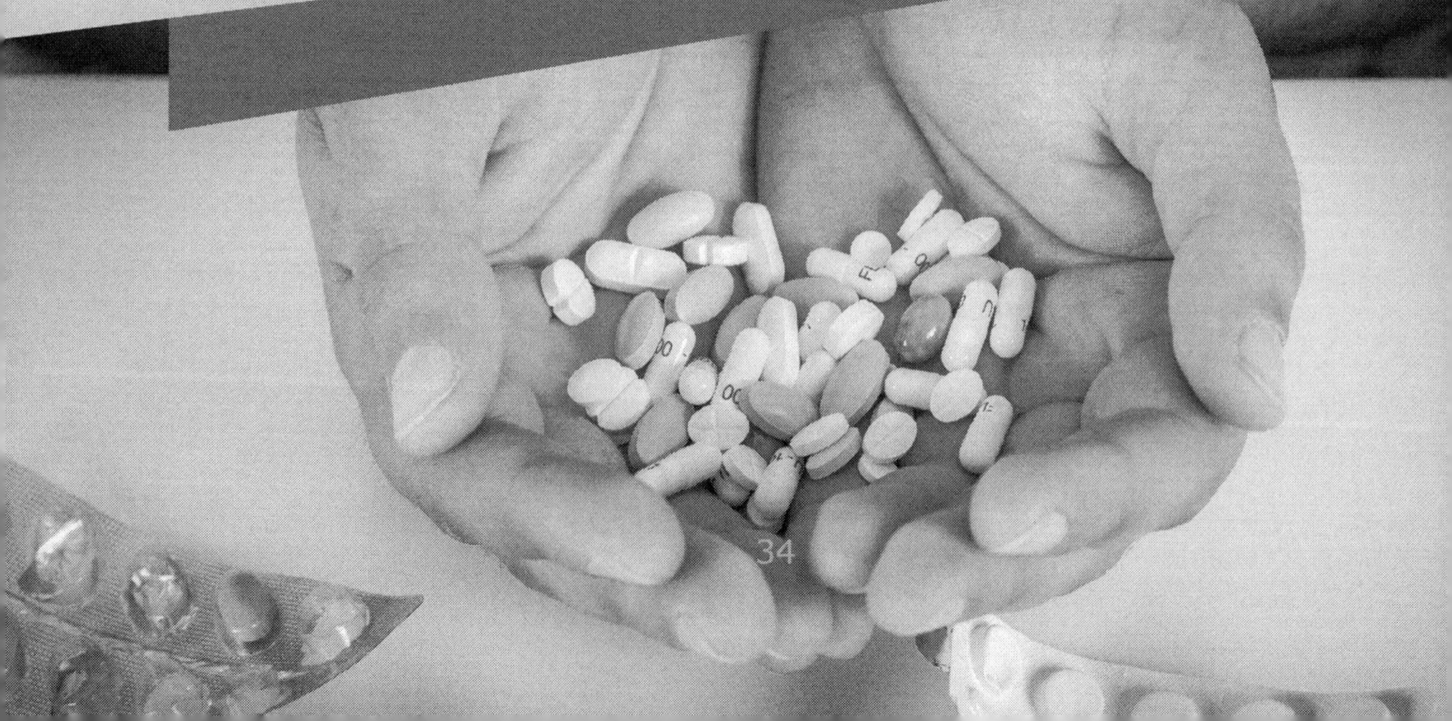

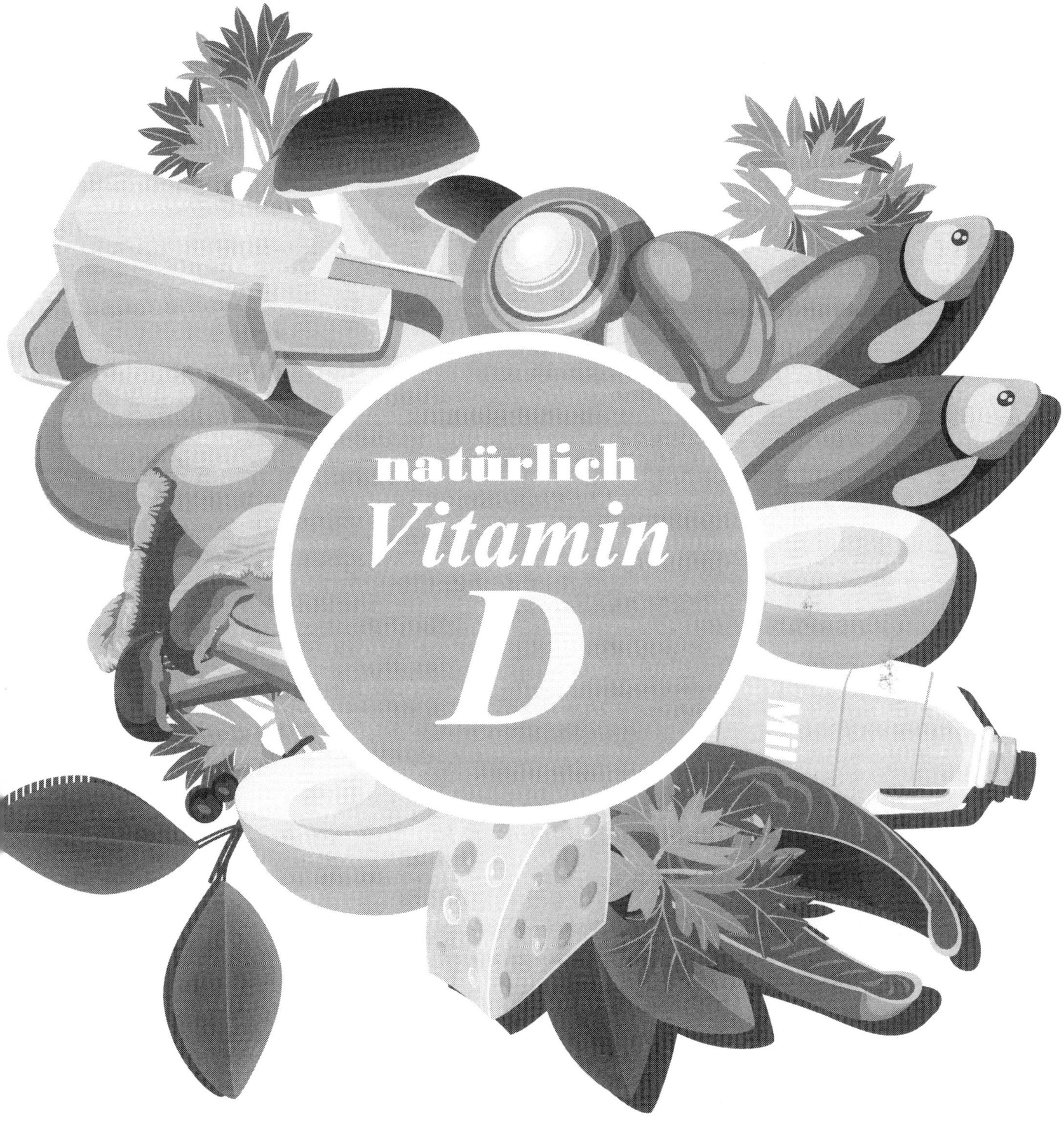
natürlich
Vitamin
D

D3 Einnahme und Tagesbedarf

1. Die Empfehlungen an Vitamin D

Der Tagesbedarf an Vitamin D3 hängt stark vom individuellen Lebenswandel ab. Wer sich regelmäßig in der Sonne aufhält, braucht lediglich im Winter Vitamin-D3-Präparate, um die Konzentration an Cholecalciferol im Körper stabil zu halten. Das für den Organismus relevante Calciol stammt aus mehreren Quellen. Abhängig von der Jahreszeit verschiebt sich deren Gewichtung. Daher empfehlen die Ärzte in der Regel, die Vitamin-D3-Einnahme an die persönlichen Bedürfnisse anzupassen.

In den Sommermonaten kann es gelingen, den Vitamin-D3-Bedarf mit einem Sonnenbad von zehn Minuten bis zu einer halben Stunde eigenständig abzudecken.

Der jeweilige Hauttyp beeinflusst die Zeit, die der Organismus für die Vitamin-D3-Synthese benötigt.

Um einen Calciol-Mangel zu verhindern, brauchen:

Babies bis zum 1. Lebensjahr	400 IE
Kinder ab dem 1. Lebensjahr	1000 IE
Heranwachsende	1000 IE pro 10kg Körpergewicht
Erwachsene	5000 IE*
Schwangere	4000 IE bis 6000 IE

IE = Internationale Einheiten

Die Messung von Vitamin D3 erfolgt in den Internationalen Einheiten oder Mikrogramm. Dabei entspricht ein Mikrogramm 40 Internationalen Einheiten. Zunehmend geraten die empfohlenen Werte unter Kritik, da sie ausschließlich dem Minimalwert entsprechen.

2. Die normale Dosierung von Vitamin D3

Verwenden die Patienten Cholecalciferol-Nahrungsergänzungsmittel, ohne im Vorfeld einen Vitamin-D3-Bluttest durchzuführen, gelten folgende Empfehlungen:

- Babys bis zum ersten Lebensjahr 400 Internationale Einheiten,
- Kinder ab dem ersten Lebensjahr 1.000 Internationale Einheiten
- und Erwachsene bis zu 5.000 Internationale Einheiten.

Der Wert für erwachsene Personen gilt bei einem durchschnittlichen Gewicht von 70 Kilogramm. Heranwachsende benötigen pro zwölf Kilogramm Körpergewicht 1.000 Internationale Einheiten. Die empfohlene Tagesdosis für schwangere und stillende Frauen liegt bei 4.000 bis 6.000 Internationalen Einheiten. Die Forscher raten zu dieser Vitamin-D3-Konzentration, um den optimalen Wert an 25(OH)D zu gewährleisten. Dieser liegt bei 60 Nanogramm pro Milliliter Blut.

Im Normalfall besteht die Möglichkeit, die Dosis das gesamte Jahr über einzunehmen. Eine Ausnahme liegt vor, wenn die Patienten sich mehr als dreimal in der Woche ein 15-minütiges Sonnenbad (in der Mittagssonne) gönnen.

In dem Fall produziert der Organismus ausreichend Vitamin D3 in der Haut. Verwenden Konsumenten die Nahrungsergänzungsmittel mit einer Konzentration von 5.000 Internationalen Einheiten, nehmen sie 200 Mikrogramm Vitamin K2 zu sich. Bereits in den vorherigen Kapiteln erwähnte ich, dass die Personen damit einer Ablagerung des Kalziums in den Arterien vorbeugen.

3. Die Dosierung bei hoch dosierter Vitamin-D3-Einnahme (beispielsweise bei Krebs)

Für eine hoch dosierte Vitamin-D3-Einnahme resultiert aus mehreren Gründen. Dazu gehören die Erhaltungstherapie, die Anfangstherapie sowie schwere Erkrankungen. Vorwiegend zu Studienzwecken findet die Erhaltungstherapie Anwendung. Das Ziel besteht darin, das Vergessen einer täglichen Cholecalciferol-Nahrungsergänzungsmittel-Einnahme zu vermeiden. Aus dem Grund erhalten die Patienten in einem klinischen Umfeld Wochendosen oder Monatsdosen des Calciol. Bei der Anfangstherapie kommt es darauf an, den Vitamin-D3-Körperspeicher in kurzer Zeit aufzufüllen.

Des Weiteren spielt eine hohe Dosierung von Cholecalciferol bei schweren Krankheiten eine Rolle. Dazu gehören Krebs, multiple Sklerose sowie starke Fettleibigkeit. Ein erhöhter Vitamin-D3-Spiegel kann die Symptome der Erkrankungen abschwächen. Die Patienten nehmen die Präparate dauerhaft in erhöhter Dosierung zu sich. Hierbei erhält die ärztliche Aufsicht einen hohen Stellenwert, um gesundheitliche Komplikationen zu vermeiden. Bei der Anfangstherapie und der Behandlung schwerer Krankheiten liegt die tägliche Dosis bei 5.000 bis 10.000 Internationale Einheiten. Damit nehmen die Betroffenen 20.000 bis 60.000 Internationale Einheiten in der Woche ein.

„Für eine ausreichende Vitamin D Versorgung können Erwachsene bis zu 5.000 Internationale Einheiten einnehmen."

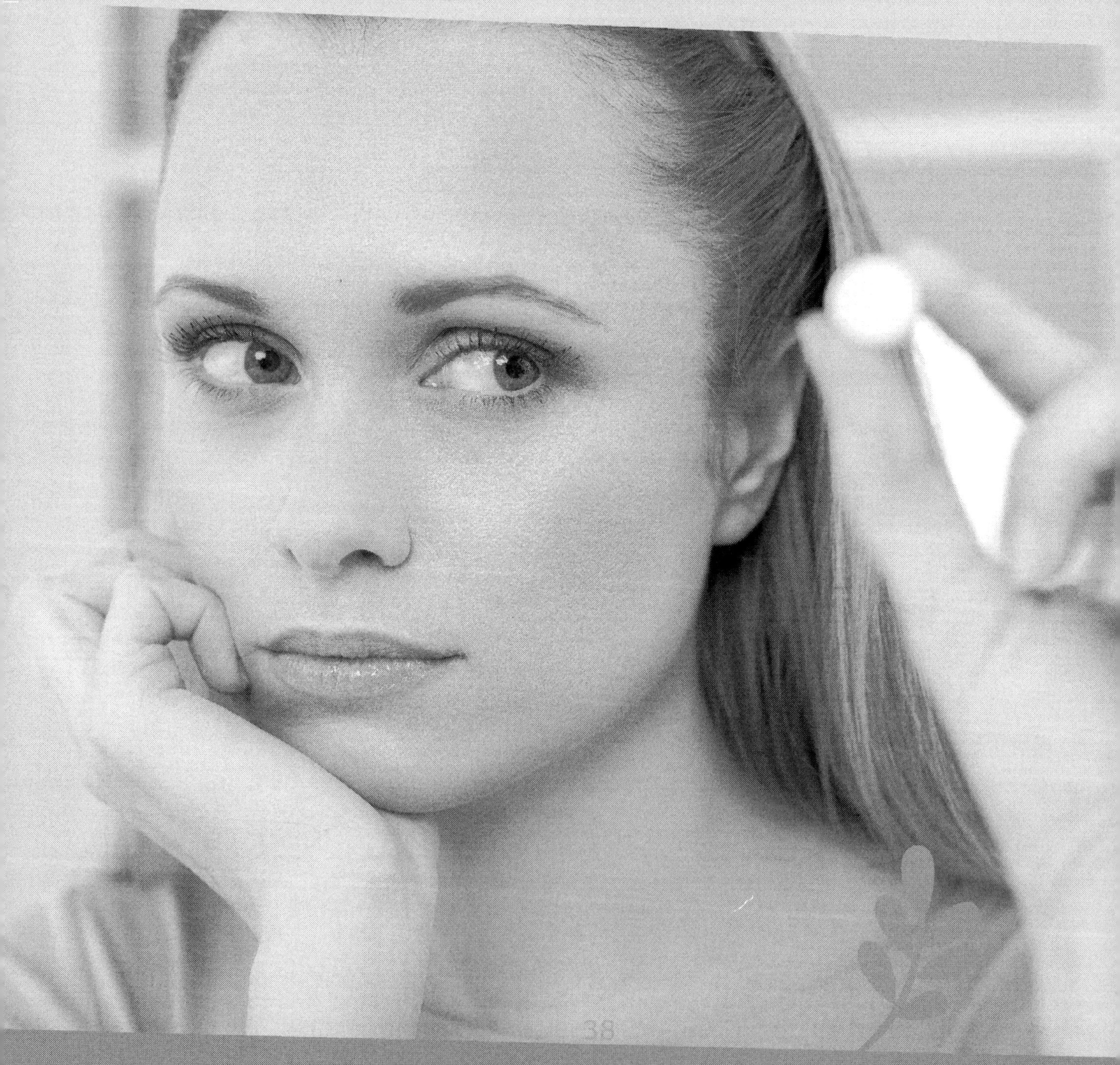

Krankheiten – vorwiegend Autoimmunkrankheiten – behindern die Aufnahme von Vitamin D3. Daher benötigen die betreffenden Personen deutlich mehr Cholecalciferol, um den täglichen Bedarf zu decken. Des Weiteren erhöht der hohe Vitamin-D3-Spiegel das freie Vitamin D3 im Blut. Dieses diffundiert im Organismus. Durch das freie Cholecalciferol in den Zellen besteht die Möglichkeit, die Immunreaktion trotz einer schweren Erkrankung auszulösen.

Im Organismus fungiert das Calciol als Immunmodulator. Das bedeutet, dass das Vitamin D3 die Immunantwort reguliert und oftmals als Immunsuppressor dient. Dabei unterdrückt es eine Überreaktion der körpereigenen Abwehrkräfte und sorgt für eine kontrollierte Immunabwehr. Beispielsweise reguliert das Cholecalciferol Entzündungsprozesse herunter. Bei Autoimmunkrankheiten spielt die Fähigkeit eine bedeutende Rolle. Ebenso vermag eine hohe Vitamin-D3-Konzentration die Symptome einer Krebserkrankung abzumildern.

Die hochdosierten Vitamin-D3-Präparate

In Deutschland gelten Nahrungsergänzungsmittel, in denen das Cholecalciferol hoch dosiert auftritt, als apothekenpflichtig. Präparate mit einer sehr hohen Dosierung sind verschreibungspflichtig. Eine verstärkte Einnahme von Calciol gelingt den Patienten auch mit dem Vitamin-D3-Öl. Dieses erlaubt eine freie Dosierung und enthält aufgrund der natürlichen Bestandteile keine schädlichen Zusatzstoffe. Dennoch führt eine längere Überdosierung von Vitamin D3 zu gesundheitlichen Risiken. Nehmen die Patienten mehr als 40.000 Internationale Einheiten am Tag zu sich, droht eine Hyperkalzämie.

Zudem beweist eine Studie von Cesur Y, Gündern A, Kirimi E, Caksen H und Odabaş D. dass bereits eine einmalige Einnahme von 300.000 Internationalen Einheiten Vitamin D3 zur Überdosierung führt

(PubMed, Oktober-November 2003 I http://www.ncbi.nlm.nih.gov/pubmed/14594170). Die Veröffentlichung stammt aus dem Jahr 2003 und trägt den Titel: "Comparison of low and high dose of vitamin D treatment in nutritional vitamin D deficiency rickets".

Welche Nebenwirkungen drohen bei einer Überdosierung?

Nehmen die Patienten ohne ärztliche Aufsicht hoch dosiertes Vitamin D3 zu sich, drohen unter Umständen negative Konsequenzen. Damit eine Synthese des Cholecalciferols funktioniert, braucht der Organismus Magnesium. Je mehr Vitamin D3 sich im Körper befindet, desto höher zeigt sich der Magnesiumbedarf. Leiden die Betroffenen bereits an einem Magnesiummangel, treten Schmerzen, Übelkeit und Schwindel auf. Hierbei resultieren die Nebenwirkungen nicht aus dem erhöhten Calciol, sondern aus dem verminderten Magnesium.

Um das Cholecalciferol in seine aktive Form zu wandeln, benötigt der Organismus den Mineralstoff. Damit bleibt kein freies Magnesium im Körper, sodass die Unterversorgung entsteht.

4. Die Tagesdosierung bei Erwachsenen

Die empfohlene Tagesdosierung von Vitamin D3 liegt bei Erwachsenen zwischen 3.000 und 5.000 Internationalen Einheiten. Dabei gilt es, zu beachten, dass Nahrungsergänzungsmittel vorwiegend in den Sommermonaten überflüssig sein können. Durch ein regelmäßiges Sonnenbad von 15 bis 20 Minuten bildet der Körper in der Regel eine ausreichende Menge an Calciol. Personen, die sich vorrangig in Gebäuden aufhalten oder bereits an einem Vitamin-D3-Mangel leiden, brauchen möglicherweise die zusätzlichen Präparate. Um den Tagesbedarf individuell zu bestimmen, eignet sich ein Vitamin-D3-Bluttest.

Ohne vorliegende Blutwerte orientieren sich die Patienten an folgenden Faktoren:

- der Sonnenexposition (exakte Sonneeinwirkung)

Von Oktober bis April stoppt die körpereigene Vitamin-D-Produktion in Mitteleuropa.

- der Jahreszeit
- und der Gesundheitszustand

Bei chronischen Erkrankungen benötigen die Betroffenen einen höheren Vitamin-D3-Spiegel

5. Die Tagesdosierung bei Risikogruppen und Erkrankungen

Zu den Risikopatienten gehören Personen mit einer Immuninsuffizienz, Adipositas sowie chronischen Krankheiten. Vorwiegend fettleibige Menschen benötigen einen höheren Vitamin-D3-Spiegel als Patienten mit einem Normalgewicht. Der Grund besteht darin, dass der adipöse Organismus große Mengen an Cholecalciferol im Fettgewebe speichert. Dadurch steht das Calciol dem Körper nicht direkt zur Verfügung. Eine Sättigung an Vitamin D3 tritt daher ausschließlich bei einer höheren Dosierung auf.

Damit gewährleisten die Betroffenen im Körperspeicher einen Gleichgewichtszustand aus Aufnahme und Abnahme. Zu dem Ergebnis kommt die Studie "Decreased bioavailability of vitamin D in obesity" aus dem Jahr 2000. [8]

Des Weiteren resultiert ein verstärkter Cholecalciferol-Bedarf aus Erkrankungen des Darmbereichs. Leiden die Patienten beispielsweise an einer Störung der Fettverdauung, führt eine Tagesdosis von 50.000 Internationalen Einheiten Vitamin D3 nicht zu einem Anstieg der Calciol-Konzentration im Körperspeicher.

Die Werte veröffentlichten M. Davies, EL Krawitt und E B Mawer im Jahr 1980. [9] Zu den Erkrankungen, bei denen Probleme bei der Vitamin-D3-Aufnahme auftreten, zählen:

- eine Glutenunverträglichkeit (Zöliakie),
- der Fettstuhl (Steatorrhoe),
- das Kurzdarmsyndrom,
- eine Bauchspeicheldrüsenentzündung (Pankreatitis),
- Mukoviszidose,
- eine exokrine Pankreasinsuffizienz,
- Komplikationen mit der Galle
- sowie Morbus Crohn.

6. Die Tagesdosierung bei Säuglingen und Kindern

Bei Babys führt ein Mangel an Vitamin D3 zu starken Fehlbildungen des weichen Knochengewebes. Ebenso drohen den Säuglingen schwere Stoffwechselstörungen und im schlimmsten Fall der Exitus. Das belegt die Veröffentlichung "Prevention of Rickets and Vitamin D Deficiency in Infants, Children, and Adolescents" [10]. Zu den gesundheitlichen Risiken führt die vorwiegend im Kindesalter auftretende Krankheit Rachitis. Die Vitamin-D3-Mangelerkrankung sorgt ohne Behandlung im schlimmsten Fall für bleibende Missbildungen.

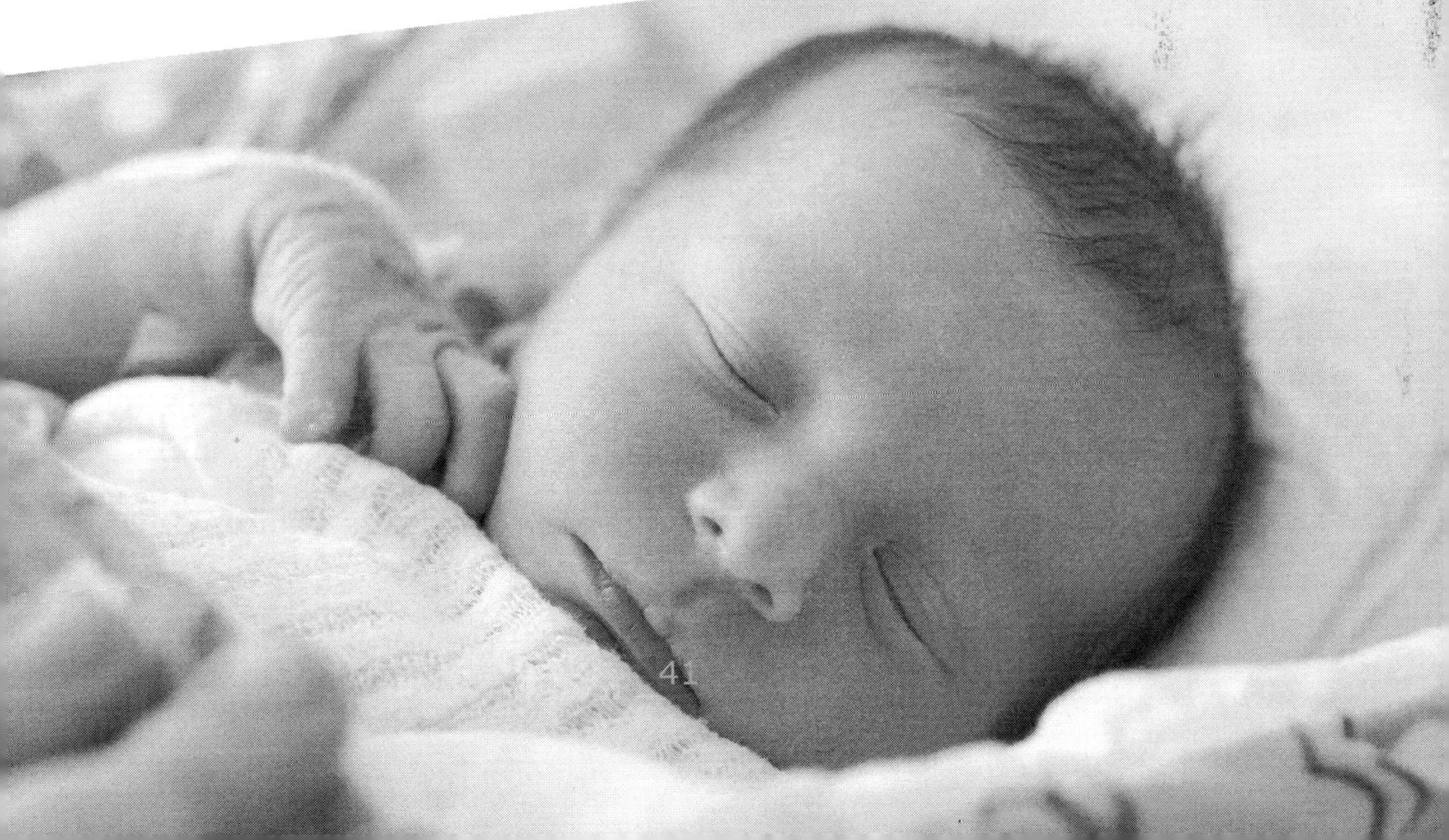

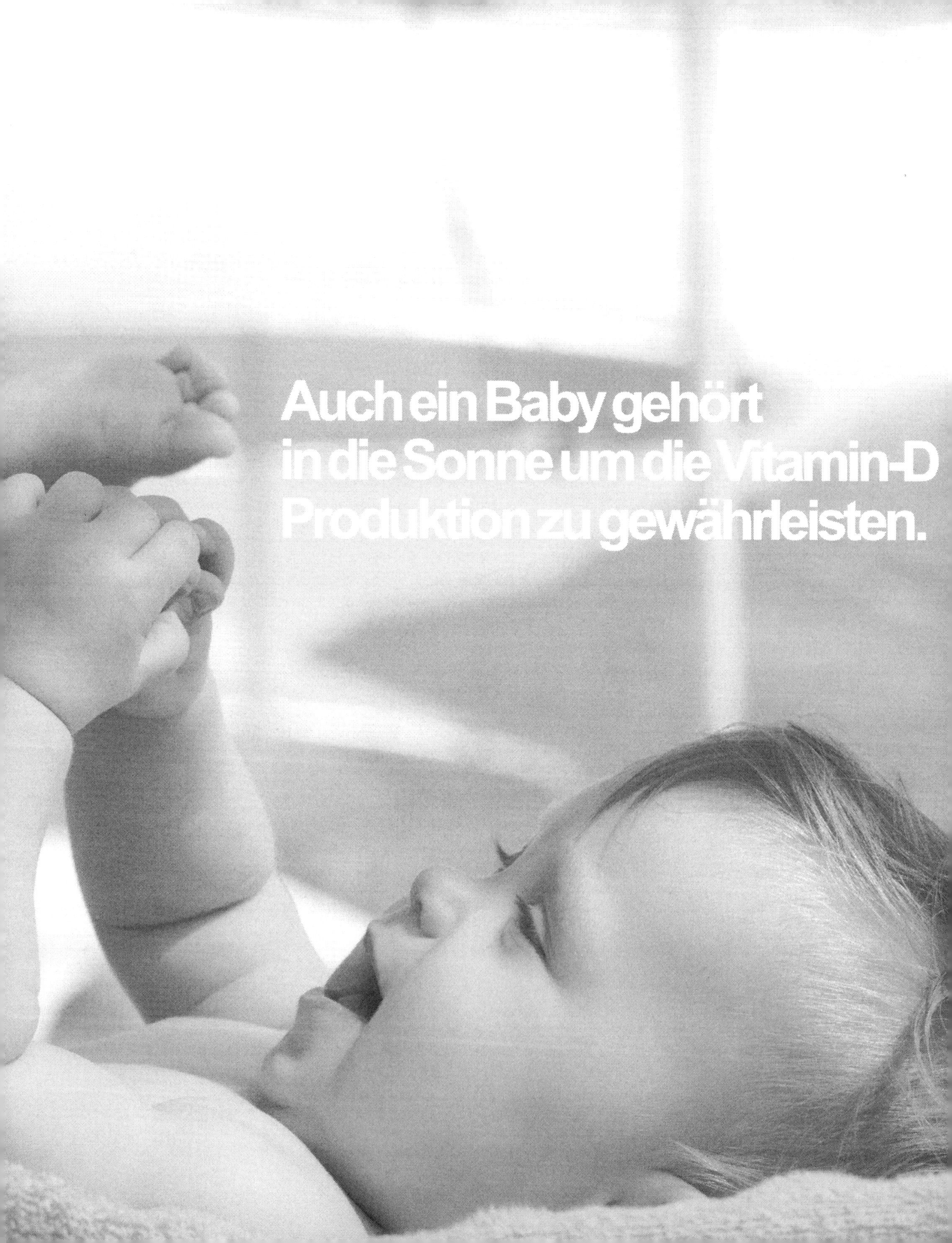
Auch ein Baby gehört
in die Sonne um die Vitamin-D
Produktion zu gewährleisten.

Warum fehlt den Babys Vitamin D3?

Säuglingen bleibt in der Regel keine Möglichkeit, den Bedarf an Cholecalciferol eigenständig zu decken. Aufgrund des seltenen Aufenthalts in der Sonne kommt es zu einer mangelhaften Vitamin-D3-Synthese. Zudem nehmen die Kinder über die Muttermilch nicht ausreichend Cholecalciferol auf. Leidet bereits die Mutter an einer Unterversorgung, findet bei dem Baby keine Vitamin-D3-Zufuhr statt. Um eine körpereigene Produktion des Calciols anzuregen, bräuchte ein bekleideter Säugling über mehrere Stunden direktes Sonnenlicht. Durch den Einsatz von Sonnencreme entsteht eine verminderte Bildung des Vitamin D3.

Zudem setzen die Eltern ihre Babys kaum noch direktem Sonnenlicht aus, sodass deren Organismus den optimalen Cholecalciferol-Wert nicht erreicht. Zudem verfügen Säuglinge und Kleinkinder über einen ausschließlich geringen Vitamin-D3-Körperspeicher. Dadurch erhöht sich das Risiko eines schweren Mangels an Calciol. Des Weiteren erleben die Babys in den ersten Lebensmonaten größere Wachstumsschübe sowie die feste Skelettbildung. Kommt es in dem Zeitraum zu einem Vitamin-D3-Mangel, drohen Fehlbildungen, die teilweise nicht umzukehren sind.

Wie viel Vitamin D3 brauchen Säuglinge?

Die Mediziner empfehlen eine zusätzliche Cholecalciferol-Gabe für Babys und Kleinkinder. Den täglichen Bedarf decken die Kinder über die Muttermilch nur, wenn die Mutter pro Tag eine Supplementierung von 5.000 bis 6.000 Internationalen Einheiten aufweist. Das belegt eine Studie der Autoren Hollis BW und Wagner CL aus dem Jahr 2004 [11]

Um den Babys Vitamin-D3-Präparate zu verabreichen, eignen sich vorwiegend die Cholecalciferol-Tropfen. In ihnen befinden sich kaum Zusatzstoffe. Zudem ermöglicht die Tropfenform eine angenehme Einnahme.

Um die Nahrungsergänzungsmittel für Säuglinge und Kleinkinder zu erhalten, wenden sich Eltern an den Kinderarzt.

Die tägliche Mindestdosierung an Vitamin D3 liegt bei Säuglingen bei:

- 400 bis 500 Internationalen Einheiten bis zum ersten Lebensjahr,
- 500 bis 600 Internationalen Einheiten ab dem ersten Lebensjahr
- und 500 bis 600 Internationalen Einheiten von September bis Mai ab dem zweiten Lebensjahr.

Frühgeborene Babys brauchen am Tag bis zu 1.000 Internationale Einheiten, um gesundheitlichen Komplikationen vorzubeugen. Die Gabe der Vitamin-D3-Präparate sollte ausschließlich unter Absprache mit einem Arzt erfolgen.

Welche Calciol-Dosierung brauchen Kinder und Jugendliche?

Um den Vitamin-D3-Spiegel bei Kindern bis zu 15. Lebensjahr zu erhöhen, empfehlen Mediziner eine tägliche Dosierung von 800 bis 1.000 Internationalen Einheiten. Hierbei hängt der exakte Wert von dem Aufenthalt in der Sonne und dem allgemeinen Gesundheitszustand ab. Ab dem 16. Lebensjahr gleicht sich der Cholecalciferol-Bedarf der Kinder an die Werte erwachsener Personen an. Das bedeutet, sie benötigen am Tag eine Calciol-Zufuhr von mindestens 3.000 Internationalen Einheiten.

Besser erweist sich eine Versorgung mit 4.000 bis 5.000 Internationalen Einheiten. Bei Babys und Kindern vermeiden die Eltern die Zufuhr einer Wochendosis. Durch die Überdosierung entstehen im schlimmsten Fall gesundheitliche Komplikationen.

7. Die Dauer der Einnahme

Wie schnell das Vitamin D3 nach der Einnahme wirkt, hängt vom individuellen Stoffwechsel der Patienten ab. Um die kalte Jahreszeit ohne eine Mangelerscheinung zu überstehen, brauchen Mitteleuropäer einen Cholecalciferol-Spiegel von 125 bis 200 Nanomol je Liter Blut. Das entspricht einer täglichen Aufnahme von 1.000 bis 2.000 Internationalen Einheiten. Um Krankheiten vorzubeugen, bewährt es sich, den Calciol-Körperspeicher auf einem hohen Level zu halten. Da der Organismus das Vitamin D3 unter Einwirkung der UV-B-Strahlung synthetisiert, reicht eine sporadische Einnahme von Nahrungsergänzungsmitteln im Sommer aus.

In den Wintermonaten – in der Regel von Oktober bis März – ist der Winkel der Sonneneinstrahlung zu niedrig, um die Cholecalciferol-Synthese zu gewährleisten. In dem Zeitraum empfehlen die Ärzte die zusätzliche Aufnahme von Vitamin-D3-Präparaten. Mit den Calciol-Tropfen gelingt den Patienten eine flexible Dosierung. Diese eignet sich in Kombination mit Besuchen im Solarium.

Auf die Weise erhöhen die Betroffenen den körpereigenen Cholecalciferol-Spiegel. Verwenden sie Vitamin-D3-Tabletten mit einer Dosis von 1.000 Internationalen Einheiten, nehmen sie pro Tag eine Kapsel zu sich. Eine Überdosierung gilt mit Nahrungsergänzungsmitteln als unwahrscheinlich. Obgleich des niedrigen Risikos bewährt es sich, eine Beratung beim Hausarzt in Anspruch zu nehmen.

Der Vitamin-D-Mangel

1. Grundwissen über den Vitamin-D3-Mangel

Eine Unterversorgung mit dem Cholecalciferol betrifft 80 bis 90 Prozent der deutschen Bevölkerung. Die Zahl veröffentlichte Christoph Kipshoven in der DEVID-Studie.

Nachlesen: Die "Querschnittsstudie zur Abschätzung des Vitamin-D – Status in der Bevölkerung in Deutschland" publizierte Kipshoven im Jahr 2010 (publisso, 21.06.2010 I https://repository.publisso.de/resource/frl:3812173).

Der Grund für den Vitamin-D3-Mangel kann in der Lebensführung der Betroffenen bestehen. Das Calciol stellt der menschliche Organismus unter Einwirkung der UV-B-Strahlung eigenständig her.

Bei einem geringen Aufenthalt im Sonnenlicht gerät die Produktion des Cholecalciferols ins Stocken. In der Folge entsteht eine Unterversorgung, die unter Umständen kritische Konsequenzen nach sich zieht. Die körpereigene Bildung des Vitamin D3 funktioniert in Deutschland ausschließlich zwischen April und Oktober. Zudem spielt der Stand der Sonne eine wesentliche Rolle. Vorwiegend in der Mittagszeit gewährleisten die ultravioletten Strahlen des Sonnenlichts eine ausreichende Produktion an Calciol. Um den Tagesbedarf zu decken, reicht ein Sonnenbad von 15 bis 30 Minuten aus. Zur relevanten Tageszeit befindet sich die Mehrzahl der Bevölkerung innerhalb von Gebäuden. Dazu gehört beispielsweise das Büro, die Universität oder die Schule.

Zusätzlich empfinden zahlreiche Menschen das Sonnenlicht in der heutigen Zeit als Gefahr. Die Angst vor Hautkrebs sorgt dafür, dass die betreffenden Personen Sonnenschutzmittel verwenden. Durch das Auftragen der Salben und Cremes kommt es zum Abblocken der UV-B-Strahlung. Aus dem Grund findet im Körper keine Bildung des Cholecalciferols statt. Hält der Umstand einen längeren Zeitraum an, verbraucht der Organismus die körpereigenen Vitamin-D3-Reserven. Sie bestehen in der Speicherform des Calciols, dem Calcidiol.

Vorrangig in den Wintermonaten erhöht sich das Risiko eines Vitamin-D3-Mangels. In der kalten Jahreszeit reicht die Sonneneinstrahlung nicht aus, um das Cholecalciferol zu bilden. Daher leiden zahlreiche Menschen zwischen Ende Oktober und Anfang April an einem ausgeprägten Defizit an Calciol. Ein bekanntes Symptom stellt hierbei die Winterdepression dar.

Den Vitamin-D3-Mangel stellen Mediziner anhand der Blutwerte fest. Hierbei messen sie die Konzentration der Zirkulationsform des Cholecalciferols. In der Fachsprache nennt sich die Form 25(OH)-Vitamin-D3.

Immunschwäche bei Vitamin-D-Mangel führt bis zu Erkältungen.

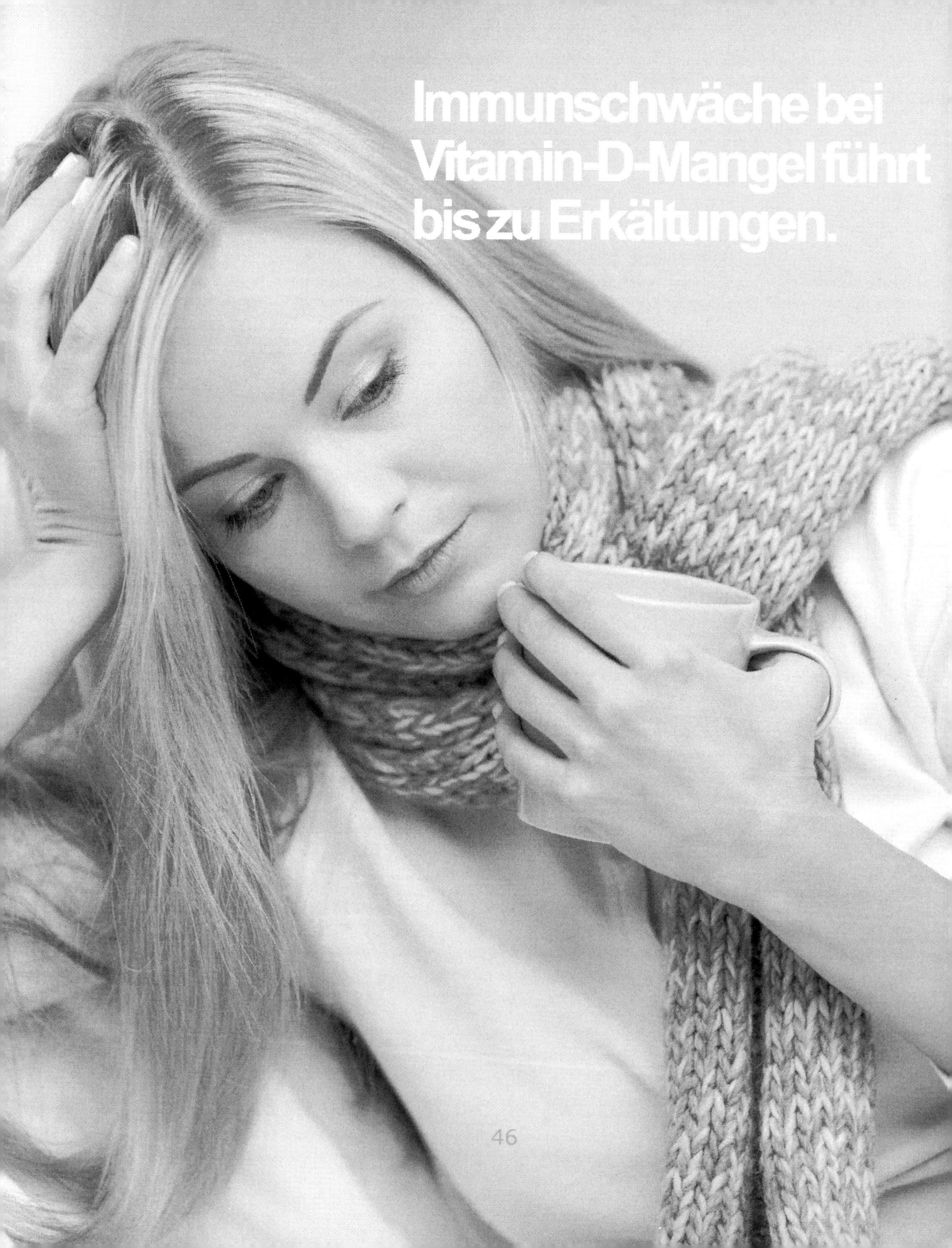

Die 25-Hydroxy-Vitamin-D3-Messung erhält Relevanz, um den Überlebensvorteil durch den Vitamin-D3-Status in Erfahrung zu bringen.

Liegen die Vitamin-D3-Werte unter 20 Nanogramm je Milliliter Blut, leiden die Betroffenen an einem Cholecalciferol-Mangel. Von einer Unterversorgung sprechen die Ärzte bei Blutwerten von 20 bis 35 Nanogramm je Milliliter [11].

Der Idealwert beträgt 40 bis 50 Nanogramm pro Milliliter Blut. Bei einem ausgeprägten Calciol-Mangel besteht die Notwendigkeit einer Anfangstherapie. Ihr Ziel ist es, die körpereigenen Vitamin-D3-Speicher aufzufüllen. In der Regel geschieht das mit der verstärkten Aufnahme von Calciol-Präparaten. Ab einem Wert von 25 Nanogramm je Milliliter schließt sich die Erhaltungstherapie an. In dem Fall nehmen die Patienten pro Tag Vitamin-D3-Kapseln oder Tropfen zu sich. Der Vorteil besteht in einer flexiblen Einnahme. Das bedeutet, sie passen das zusätzlich eingenommene Cholecalciferol ihrem Lebenswandel an.

2. Der Vitamin-D3-Mangel als weltweite Mangelerscheinung

Der Mangel an Vitamin D3 ist ein weltweites Phänomen.

Das belegt eine 2008 im American Journal of Clinical Nutrition erschienene Studie der Wissenschaftler Holick MF und Chen TC. Sie trägt den Titel: "Vitamin D deficiency: a worldwide problem with health consequences". Im Jahr 2012 veröffentlichte das Bundesamt für Gesundheit in der Schweiz die Auswertung der 25-Hydroxy-Vitamin-D3-Konzentration der Bevölkerung. Die Untersuchung ergab, dass 50 Prozent der Patienten einen Calcidiol-Spiegel von weniger als 20 Nanogramm pro Milliliter Blut aufweisen. Das bedeutet, dass bei ihnen ein ausgeprägter Cholecalciferol-Mangel vorliegt.

Bei nur 30 Prozent der Untersuchten zeigten sich Werte von 30 Nanogramm pro Milliliter. Offiziell gilt die Menge als Unterversorgung mit dem Vitamin D3.

Über die Hälfte der 4.000 untersuchten Patienten litten an einem erheblichen Vitamin-D3-Mangel. Studien aus den Vereinigten Staaten von Amerika zeigen ein ähnliches Ergebnis.
An einem Mangel an Cholecalciferol leiden in den USA:

- 40 Prozent der gesamten Bevölkerung,
- 42 Prozent der afroamerikanischen Frauen,
- 48 Prozent der Mädchen zwischen neun und elf Jahren,
- 76 Prozent der Schwangeren
- sowie 80 Prozent der Patienten im Altenheim.

Nachlesen unter:
PubMed, April 2008 I Am J Clin Nutr. 2008 Apr;87(4):1080S-6S Link:
http://www.ncbi.nlm.nih.gov/pubmed/18400738

3. Wie entsteht der Vitamin-D3-Mangel

Eine Mangelversorgung an Vitamin D3 führt zu gesundheitlichen Komplikationen. Warum leidet die Mehrzahl der deutschen Bevölkerung an einem niedrigen Cholecalciferol-Spiegel? Bereits in den vorherigen Kapiteln hielt ich fest, dass die moderne Lebensweise Einfluss auf die geringe körpereigene Produktion des Calciols nimmt. Liegt die Versorgung mit Cholecalciferol unterhalb des täglichen Bedarfs, kommt es zu einem Mangel. Dabei zeigt sich, dass die Uneinigkeit über den Tagesbedarf das Risiko einer Unterversorgung erhöht.

Vitamin-D3-Mangel aufgrund leerer Calcidiol-Speicher

Der menschliche Organismus verfügt über die Fähigkeit, das Cholecalciferol in seiner Speicherform, dem Calcidiol, im Körper zu verwahren. Das bedeutet, dass der fehlende Kontakt zum Sonnenlicht nicht sofort zu einer Mangelerscheinung führt. Um beispielsweise die sonnenarmen Wintermonate zu überbrücken, benötigt der Mensch ausreichend gefüllte Speicher. Jedoch sorgt der geringe Aufenthalt im Freien dazu, dass die Betroffenen nur wenig Vitamin D3 produzieren. Vorwiegend betrifft es Menschen, die in geschlossenen Räumen arbeiten. Ebenso beeinflusst die Verwendung von Sonnencreme die körpereigene Bildung des Cholecalciferols negativ.

Ab der Stufe acht blockiert die Sonnenmilch die UV-Strahlung komplett. Das betrifft gleichermaßen die UV-A-Strahlung und die relevante UV-B-Strahlung. In der Folge stockt die Produktion des Vitamin D3 und die Speicher innerhalb des Körpers füllen sich nicht. Des Weiteren hängt die körpereigene Bildung des Calciols von der freien Fläche auf der Haut ab. Bedecken sich die Menschen bei einem Sonnenbad, hemmen die Textilien die Einwirkung der ultravioletten Strahlen. Kommt es zu einem leeren Cholecalciferol-Speicher im Organismus, leiden die Betroffenen ebenfalls an einem Vitamin-D3-Mangel.

Risikogruppen für den Calciol-Mangel

Vorwiegend ältere Menschen gehören zur Risikogruppe für einen Vitamin-D3-Mangel. Zudem leiden vorrangig Personen mit einer dunkleren Hautfarbe an der Unterversorgung sowie diejenigen, die sich wenig im Freien aufhalten. Mit zunehmendem Alter sinkt die Vitamin-D-Syntheseleistung der Haut. Demnach leiden Senioren ab dem 65. Lebensjahr verstärkt an der Mangelerscheinung.

Zudem erhöht sich im fortgeschrittenen Alter das Risiko der Pflegebedürftigkeit. Befinden sich die älteren Patienten in einem Heim oder sind bettlägerig, fehlt ihnen die Sonnenexposition. Zu der Risikogruppe gehören weiterhin Personen, die ihre Haut aus religiösen Gründen bedecken. Beispielsweise verhindert eine Ganzkörperverschleierung die ausreichende Produktion des Vitamin D3.

Dunkelhäutige Menschen verfügen über einen hohen Melaninspiegel in der Haut. Diese Pigmentierung stellt eine Abwehrreaktion auf das UV-Licht, das zellschädigend wirkt, dar.

Die Melanozyten, die Melanosomen und die Keratinozyten verhindern das Eindringen des ultravioletten Lichts zwischen den Wellenlängen 280 und 380 Nanomol. Dadurch gelangt weniger UV-B-Strahlung in die Haut und eine geringe Produktion an Vitamin D3 erfolgt. Die Melanozyten befinden sich in der Basalzellschicht in der obersten Hautschicht, der Epidermis.

Sie synthetisieren das Melanin und geben es in Form der Melanosome an die Keratinozyten weiter. Die im Zellverbund vorhandenen Zellen lagern es ein. Wie viel Melanin der Organismus produziert, hängt zudem von den Pigmentspeichern pro Keratinozyt ab. Hellhäutige Europäer besitzen bis zu 50 Pigmentspeicher pro Zelle. Der Wert verzehnfacht sich bei dunkelhäutigen Afrikanern.

Dadurch fangen die abgestorbenen Hautzellen oberhalb der Epidermis die UV-B-Strahlen ab. Dringen diese ausschließlich geringfügig in die Haut ein, verringert sich die körpereigene Bildung des Cholecalciferols. Leben dunkelhäutige Menschen in Mitteleuropa, benötigen sie aus dem Grund eine höhere Sonnenexposition. Obgleich sie sich dem Sonnenlicht aussetzen, kommt es bei ihnen zu unzureichend gefüllten Cholecalciferol-Speichern. Das führt vorrangig in den Wintermonaten zu einem akuten Mangel an Vitamin D3.

Des Weiteren zählen Säuglinge zu der Risikogruppe für einen Vitamin-D3-Mangel. Aufgrund ihrer empfindlichen Haut werden die Babys dem Sonnenlicht gewöhnlich unzureichend ausgesetzt. Um beispielsweise der Kinderkrankheit Rachitis vorzubeugen, brauchen die Säuglinge zusätzliche Vitamin-D3-Präparate. Bei schwangeren Frauen und Damen, die sich in den Wechseljahren befinden, führt die Hormonumstellung zu einer Unterversorgung mit Cholecalciferol. Weiterhin beeinträchtigen verschiedene Erkrankungen die körpereigene Produktion von Vitamin D3.

Dazu gehören:

- Nierenerkrankungen,
- Morbus Crohn
- und Leberkrankheiten.

Bei adipösen Patienten kommt es ebenfalls zu einer mangelhaften Bildung des Cholecalciferols. Überschüssiges Vitamin D3 speichert der Organismus in Form von Calcidiol im Fettgewebe. Bei starkem Übergewicht gelingt der Abbau des eingelagerten Calciols nicht. Das bedeutet, die Speicherform des Cholecalciferols gelangt nicht zurück ins Blut.

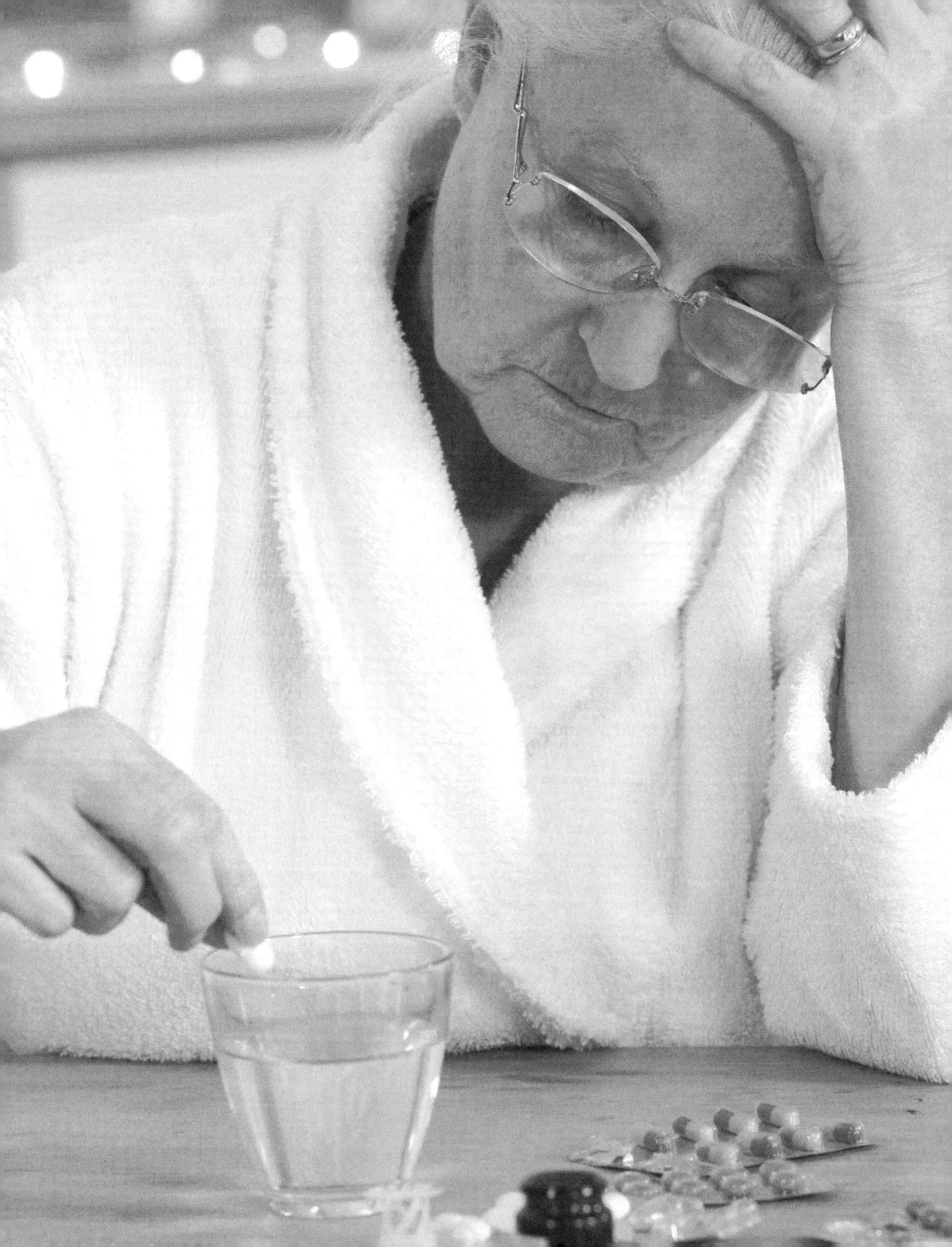

4. Die Symptome des Vitamin-D3-Mangels

Akute und chronische Calciol-Mangelzustände führen gleichermaßen zu deutlichen Symptomen. Vorerst treten allgemeine Krankheitsanzeichen auf. Dazu gehört beispielsweise eine geringere Leistungsfähigkeit. Ebenso klagen die Betroffenen über eine unerklärliche Müdigkeit. Die unspezifischen Symptome treten bei unterschiedlichen Erkrankungen auf, sodass die Patienten den Vitamin-D3-Mangel nicht sofort identifizieren. In der Folge verschlimmern sich die Anzeichen.

Zu den typischen Merkmalen einer Cholecalciferol-Unterversorgung zählen:

- Krämpfe und Verspannungen,
- brechende Haare und Fingernägel,
- Kopfschmerzen,
- Schwindelgefühle,
- Nervosität,
- Schlafstörungen,
- Konzentrationsschwierigkeiten
- und schmerzende Gelenke.

In seinem Buch "Gesund in sieben Tagen" beschreibt Dr. med. von Helden das akute Vitamin-D-Mangelsyndrom. Dieses geht mit charakteristischen Merkmalen einher, die sich in fünf Gruppen einteilen lassen:

- Muskulatur,
- Adynamie,
- Nervensystem,
- Orthostase
- und Skelettschäden.

Durch das fehlende Vitamin D3 im Körper, gelangt weniger Kalzium in die Knochenstruktur und das Muskelgewebe. Folglich treten im Bereich der Muskulatur Schmerzen und Verkrampfungen auf. Zunächst spüren die Patienten ein Zittern oder Vibrieren, das sich mit zunehmender Unterversorgung zu unfreiwilligen Muskelkontraktionen entwickelt. Des Weiteren bedingt ein niedriger Calciol-Spiegel eine geringere Aktivierung verschiedener Enzyme.

Dazu gehört das Serotonin, das für das Glücksempfinden verantwortlich ist. Aus dem Grund leiden Patienten mit einem Vitamin-D3-Mangel an der Adynamie.

Sie bezeichnet neben der Abgeschlagenheit ein depressives Gefühl und einen Energieverlust. Zusätzlich verursacht der Mangelzustand an Cholecalciferol Kreislaufprobleme. Eine gestörte Durchblutung führt beispielsweise zu Taubheitsgefühlen in Händen und Füßen. Ebenso zieht die Mangelerscheinung die körpereigene Immunabwehr in Mitleidenschaft.

Durch das geschwächte Immunsystem leiden die Betroffenen an einer erhöhten Anfälligkeit für Krankheiten. Demnach geht eine Unterversorgung mit dem Vitamin D3 mit zahlreichen Folgeerkrankungen einher.

5. Erkrankungen durch den Vitamin-D3-Mangel

Die aus einem Vitamin-D3-Mangel resultierenden Erkrankungen betreffen unterschiedliche Bereiche des Körpers. Vorrangig bemerken die Patienten Schmerzen in der Skelettstruktur sowie eine zunehmende Brüchigkeit der Knochen. Der Grund besteht darin, dass das Cholecalciferol die Aufnahme von Kalzium und Phosphor steuert. Beide Mineralien gelten als hauptsächliche Baustoffe für die menschlichen Knochen. Bei Kindern führt der Mangel an Calciol zu Fehlbildungen des Skeletts. Hierbei sprechen die Mediziner von der Rachitis.

Bei Erwachsenen äußern sich die Folgeerkrankungen eines Vitamin-D3-Mangels im Bereich der Knochen in der Osteomalazie und der Osteoporose. Des Weiteren verkalken aufgrund des fehlenden Calciols die Gelenke. Die Patienten leiden an der Arthritis sowie der Arthrose. Ebenso beeinflusst das Cholecalciferol die Zellgesundheit. Das Vitamin D3 steuert relevante Zellprozesse und mehr als 2.000 Gene.

Kommt es zu einer Mangelerscheinung, folgt ein dysfunktionaler Zellstoffwechsel. Dadurch setzen Erkrankungen der Organe – beispielsweise Herz und Lunge – ein. Demnach erhöht sich bei den Betroffenen das Risiko eines Herzinfarkts. Zusätzlich steigt die Wahrscheinlichkeit von Herzrhythmusstörungen, die durch eine Hypokalzämie entstehen.

Für die Erhaltung der Nerven nimmt das Cholecalciferol einen hohen Stellenwert ein. Sinkt die Konzentration des Vitamin D3 im Organismus, bemerken die Patienten Nervenschäden. Zudem kommt es zu chronischen Schmerzen und Nervenerkrankungen, die unter Umständen irreparabel bleiben.

Des Weiteren beeinflusst das Calciol den Erhalt der Neuronen. Es sorgt im Gehirn für die Bildung von Neurotransmittern. Durch einen Mangel an dem Vitamin D3 erhöht sich das Risiko psychiatrischer Erkrankungen sowie der Demenz. Letzteres betrifft speziell ältere Menschen, die sich weniger im Freien aufhalten. Sie bilden unzureichend Cholecalciferol, sodass sich die Gefahr der Folgeerkrankungen steigert.

Weiterhin bedingt das Calciol die körpereigene Immunabwehr. Es steuert die geerbten und erworbenen Abwehrkräfte, wobei das Hauptaugenmerk auf der Entzündungshemmung liegt. Das bedeutet, das Vitamin D3 verhindert Entzündungsprozesse oder lindert diese. Bei einem Mangel treten neben der Immunschwäche chronische Entzündungen und Autoimmunerkrankungen auf. Das Cholecalciferol beeinflusst gleichzeitig den Blutdruck und die Insulinproduktion. Bei einer niedrigen Konzentration des Calciols drohen Gefäßkrankheiten sowie Diabetes.

Zu den wichtigen Aufgaben des Vitamin D3 gehört ebenfalls, das Selbstzerstörungsprogramm defekter Zellen zu steuern. Das heißt, dass das Calciol die Wucherung von Zellen eindämmt. Leiden die Betroffenen an einer Mangelerscheinung, steigt das Risiko einer Krebserkrankung.

Vitamin D3 und die Zellgesundheit

Wie bereits erwähnt, beeinflusst das Cholecalciferol die Zellgesundheit. Das liegt an dem Umstand, dass es innerhalb jeder Zelle wirkt. Das belegen die Wissenschaftler Howard A Morris und Paul H Anderson mit ihrer Studie "Autocrine and Paracrine Actions of Vitamin D".

Demnach sorgt das Calciol für die Entgiftung sowie Stoffwechsel- und Energiegewinnungsprozesse. Zu den Krankheiten, die ein chronischer Vitamin-D3-Mangel verursacht,

zählen des Weiteren:

- multiple Sklerose,
- chronische Infektionen der oberen Luftwege und der Harnwege,
- chronisch entzündliche Darmerkrankungen,
- Rheuma,
- Parodontitis und Zahnausfall,
- Morbus Bechterew,
- Schuppenflechte,
- Depressionen,
- Epilepsie,
- Eklampsie,
- Endometriose
- und Fibromyalgie.

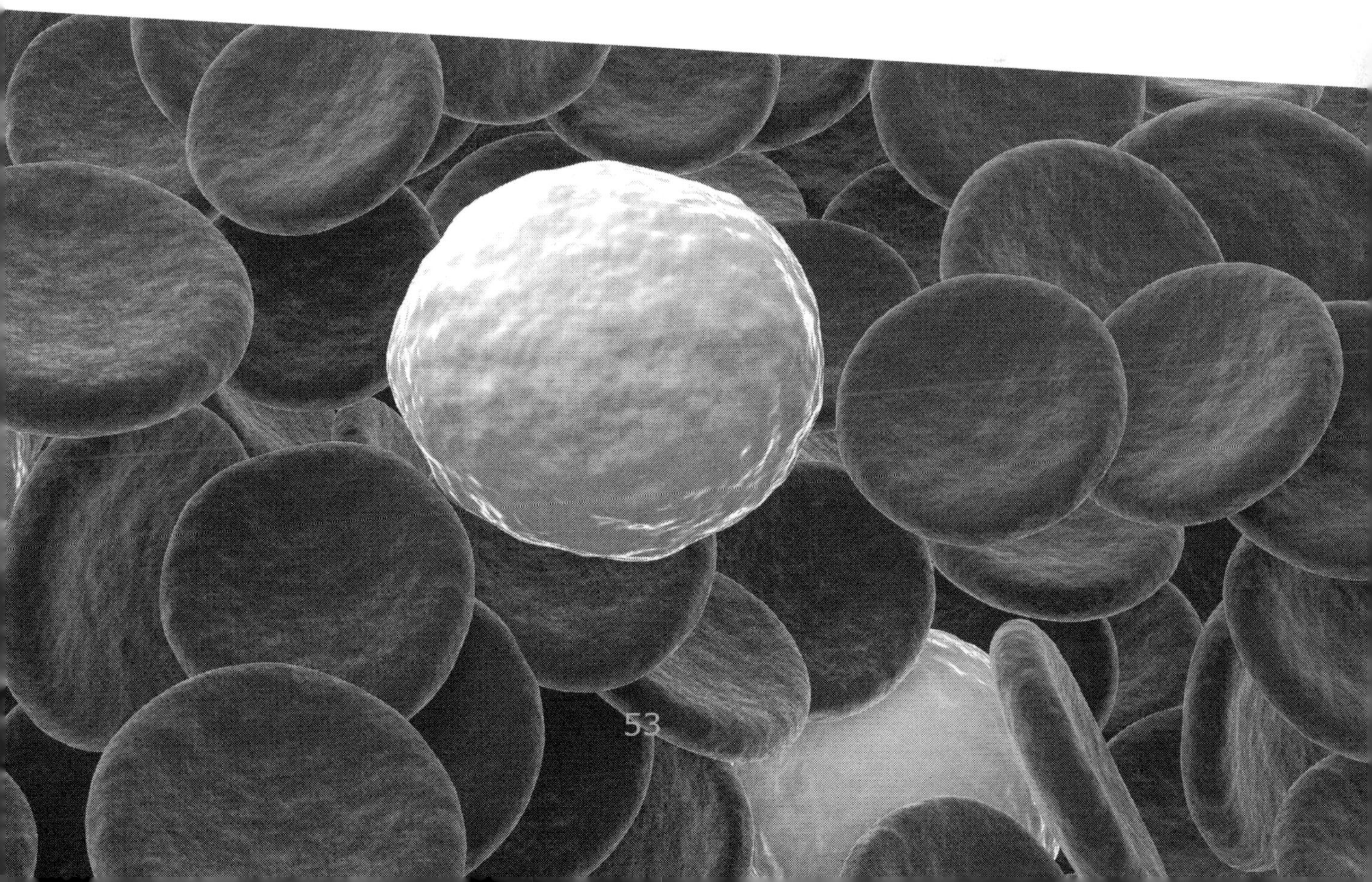

Heilkraft Vitamin-D

Vitamin D3 im ganzheitlichen Auftrag der Gesundheit

1. Vitamin D3 für ein allgemein gesundes Leben

Für den allgemeinen Gesundheitszustand des Menschen spielt das Vitamin D3 eine wesentliche Rolle. Vorwiegend liegt das an dem Umstand, dass das Cholecalciferol die körpereigenen Abwehrkräfte unterstützt. Ohne dieses droht den Betroffenen eine erhöhte Anfälligkeit für Infektionen. Des Weiteren stärkt das Calciol die Knochengesundheit, da es für eine effektive Einbindung von Mineralstoffen – allen voran dem Kalzium – sorgt. Dadurch profitieren Personen, die ihren Tagesbedarf an Cholecalciferol decken, von einer starken Skelettstruktur. Die allgemeine Gesundheit beeinflusst weiterhin den psychischen Zustand der Patienten.

Vitamin D3 wirkt sich positiv auf die Psyche aus und beugt beispielsweise der Winterdepression vor. In diesem Kapitel erkläre ich die Wirkungsweise des Cholecalciferols im Zusammenhang mit verschiedenen Leiden. Dadurch verdeutlicht sich die Nützlichkeit des Calciols.

2. Vitamin D3 für ein starkes Immunsystem

Das Cholecalciferol trägt dazu bei, die körpereigene Immunabwehr zu stärken und zu kontrollieren. Hierbei übernimmt das Vitamin D3 die Aktivierung des Immunsystems. Das bedeutet, dass sich das Calciol für die Abwehrkräfte als unverzichtbar erweist. Hierbei zeichnet sich das Cholecalciferol als Immunmodulator aus. Das heißt, es stärkt die Immunabwehr und verhindert gleichzeitig, dass sich die Antikörper gegen gesunde körpereigene Zellen richten. Zu dem Zweck unterdrückt das Vitamin D3 entzündliche Prozesse im menschlichen Organismus.

Dadurch erhält Calciol Bedeutung bei der Bekämpfung von akuten Erkrankungen und der Vorbeugung von Autoimmunkrankheiten. Zusätzlich verhindert es das Entstehen von chronischen Entzündungen.

Vitamin D3 als prophylaktische Maßnahme gegen Grippe

Vorwiegend wirkt das Cholecalciferol bei der Abwehr von Viren. Zu den bekannten viralen Infektionen gehört die Grippe, die sich in der Fachsprache Influenza nennt. Die Erkrankung erweist sich als vorrangig saisonales Phänomen. Speziell in der kalten Jahreszeit steigt die Anzahl der Infektionen. Der Grund besteht darin, dass ohne das Vitamin D3 im Körper ein geschwächtes Immunsystem droht. Sinkt der Vitamin-D-Spiegel im Organismus, erhöht sich die Wahrscheinlichkeit einer Grippewelle.

Wie stärkt Vitamin D3 das Immunsystem?

Innerhalb des Immunsystems wirkt das Vitamin-D-Hormon Calcitriol als Botenstoff. Auf den Immunzellen lagern die Vitamin-D-Rezeptoren, an die sich das Cholecalciferol anlagert. Dadurch starten mehrere zelluläre Prozesse. Sobald die Leukozyten – die Antikörper im Organismus – Erreger erkennen, wandelt sich die Speicherform 25-(OH)-Vitamin D3 in aktives Vitamin D3 um. Dieses bindet sich an die Rezeptoren, die sich auf den Immunzellen befinden. Dadurch erfolgt die Steuerung der körpereigenen Immunantwort.

Dabei hilft das Calciol nicht nur bei der Bekämpfung bestimmter Antigene. Stattdessen stärkt es gleichzeitig die angeborene Immunabwehr. In der Fachsprache bezeichnen die Mediziner den Prozess als unspezifische Immunantwort. Hierbei spielen die Monozyten und die Makrophagen eine Rolle. Die Fresszellen gehören zu den körpereigenen Abwehrkräften und bekämpfen vorwiegend Pathogene und Mikroben.
Die Pathogene sind Stoffe, die grundsätzlich die Fähigkeit besitzen, in einem Organismus eine Infektion auszulösen. Um die Erreger zu vernichten, setzt das Immunsystem mithilfe des Vitamin D3 spezielle Abwehrstoffe frei. Dazu gehören antimikrobielle Peptide, die sich Defensin und Cathelicidin nennen.

Um die Peptide zu bilden, benötigt der Organismus das Cholecalciferol.
Ohne Vitamin D3 kommt es nicht zur Aktivierung der Abwehrstoffe.

Vitamin D und das erlernte Immunsystem

Des Weiteren besteht die Fähigkeit, Krankheiten abzuwehren, aus dem adaptiven Immunsystem. Hierbei handelt es sich um die erlernte Abwehr, die lebenslang eine Erweiterung erfährt. Bei der adaptiven Immunabwehr entwickelt der Organismus spezifische Immunantworten, die gegen bestimmte Erreger wirken. Erkrankt der menschliche Körper, erfolgt das Abwehren der Antigene. Danach speichert der Körper die Immunantwort in den Gedächtniszellen. Dringen die Erreger erneut ein, aktiviert der Organismus die jeweiligen Abwehrstoffe. Das erlernte Immunsystem besteht aus drei wesentlichen Zellen:

- den dendritischen Zellen, die neue Erreger erkennen und markieren,
- den B-Zellen, die Antikörper bilden
- und den T-Zellen, die Pathogene erkennen und sie vernichten.

Bei dem Prozess reguliert das Vitamin D3 die Immunantwort indem es einen Angriff auf körpereigene Zellen verhindert. Dadurch wirkt es einer Überempfindlichkeit des Immunsystems entgegen. Zu dem Zweck übernimmt das Cholecalciferol die Modulation der dendritischen Zellen und das Aktivieren der Regulativen-T-Zellen. [14]

Fehlt das Calciol im Körper, bilden sich autoreaktive T-Zellen, die körpereigenes Gewebe attackieren.

Demnach besteht die Aufgabe des Vitamin D3 darin, eine Autoimmunität des Organismus zu vermeiden. Entzündliche Immunreaktionen verhindert das Cholecalciferol durch das Unterdrücken der Aktivität der TH1-Helferzellen. Ebenso erfolgt eine gesteigerte Induktion der TH2-Helferzellen.[14]

Vitamin D3 und die Autoimmunerkrankungen

Neben der Verstärkung der Immunreaktionen übernimmt das Calciol deren Unterdrückung. Der Umstand erhält bei der Vorbeugung vor Autoimmunkrankheiten Relevanz. Bei den Erkrankungen richten sich die körpereigenen Abwehrreaktionen gegen eigene Zellen. In der Folge entstehen organische Schäden, die im schlimmsten Fall als irreparabel gelten. Die Bedeutung des Vitamin D3 in Bezug auf Autoimmunkrankheiten.

Nachlesen Beleg-Studie von Cantoma MT und Mahon BD "Mounting evidence for vitamin D as an environmental factor affecting autoimmune disease prevalence." Exp Biol Med (Maywood). 2004 Dec;229(11):1136-42. I Link: http://www.ncbi.nlm.nih.gov/pubmed/15564440.

Zudem belegen mehrere Tierstudien, dass Vitamin D3 experimentelle Autoimmunerkrankungen erfolgreich unterdrückt. Dazu gehören:

- multiple Sklerose,
- Rheuma,
- Arthritis
- und Diabetes Typ 1.

Ebenso beugt Vitamin D3 chronisch entzündlichen Darmerkrankungen vor. [15]

3. So verlängere ich mein Leben mit Vitamin D3

Eine ausreichende Versorgung mit dem Cholecalciferol kann zu einer Verlängerung des Lebens beitragen. Das gilt speziell für Patienten, die an Krebs oder einer Herzkrankheit leiden. Nehmen sie weniger als die empfohlene Tagesdosis von zehn Mikrogramm Calciol zu sich, erhöht sich ihr Sterberisiko.

Aufgrund dieser Tatsache schrieben Dobnig H et al. im Magazin "Archives of Internal Medicine", dass die Einnahme von Vitamin D3 die Sterblichkeitsrate senkt.

Nachlesen
Arch Intern Med. 2008 Jun 23;168(12):1340-9. doi: 10.1001/archinte.168.12.1340 I Link: http://www.ncbi.nlm.nih.gov/pubmed/18574092).

4. Vitamin D3 wirkt gegen Schlaflosigkeit

Ein Mangel an Cholecalciferol bringt zahlreiche Symptome mit sich. Durch eine fehlerhafte Einbindung von Kalzium in die Skelettstruktur drohen Knochenschmerzen sowie Beschwerden der Muskulatur. Des Weiteren geht eine Calciol-Unterversorgung oftmals mit einem erhöhten Blutdruck einher. Durch eine gesteigerte Fließgeschwindigkeit des Blutes im Kopfbereich entsteht die Migräne. Die unangenehmen Phänomene treten in vielen Fällen in den Abendstunden auf.

Vorwiegend in der Nacht kommt es zu einem Absinken des körpereigenen Vitamin-D-Spiegels. Aus dem Grund verschlimmern sich die Symptome eines Cholecalciferol-Mangels. Die Folge besteht in einem unruhigen Schlaf. Bei einer fortgeschrittenen Mangelerscheinung leiden die Patienten an schweren Schlafstörungen, die zu einer Schlaflosigkeit führen können. Die Komplikation verhindert die Regeneration des Körpers. Das bedeutet, dass es zu einer Überlastung des Immunsystems kommt. Neben den Schlafstörungen rückt eine erhöhte Infektionsanfälligkeit in den Vordergrund.

Durch das Decken des Tagesbedarfs an Vitamin D3 wirken die Betroffenen der Schlaflosigkeit entgegen. Das liegt an dem Umstand, dass Calciol die Bildung des Hormons Melatonin anregt. Im Volksmund gilt dieses als "Schlafhormon", da es den Schlaf-wach-Rhythmus des Körpers reguliert. Das Melatonin entsteht bei fehlendem Lichteinfall in der Zwirbeldrüse. Hierbei unterstützt das Vitamin D3 das Nervensystem bei der Bildung.

5. Vitamin D3 wirkt bei extremen Rücken- und Knochenschmerzen

Leiden die Patienten an unspezifischen Knochenschmerzen, liegt der Verdacht einer Calciol-Unterversorgung nahe. Auf den Umstand weist der Berufsverband Deutscher Nuklearmediziner, kurz BDN, hin. Kommt es über einen längeren Zeitraum zu einem Mangel an Vitamin D3, binden sich Phosphat und Kalzium unzureichend in die Skelettstruktur ein. Die Folge besteht in einer schmerzhaften Knochenaufweichung, die sich in der Fachsprache Osteomalazie nennt. Bereits zu Beginn der gesundheitlichen Komplikation bemerken die Betroffenen ein Missempfinden im Bereich der Knochen.

Durch das geschwächte Knochengewebe erhöht sich gleichzeitig das Risiko eines Bruchs. Als prophylaktische Maßnahme lohnt sich die Einnahme von Vitamin-D3-Präparaten. Decken die Patienten ihren Tagesbedarf an Cholecalciferol, befördert dieses das Kalzium in die Knochenstruktur. Demnach sorgt das Calciol für die Mineralisierung des Skeletts und der Zähne. Um einen stabilen Knochenbau zu gewährleisten, brauchen die Patienten weiterhin:

- Magnesium,
- Zink,
- Vitamin K,
- Mangan,
- Vitamin B12
- und Vitamin B6.

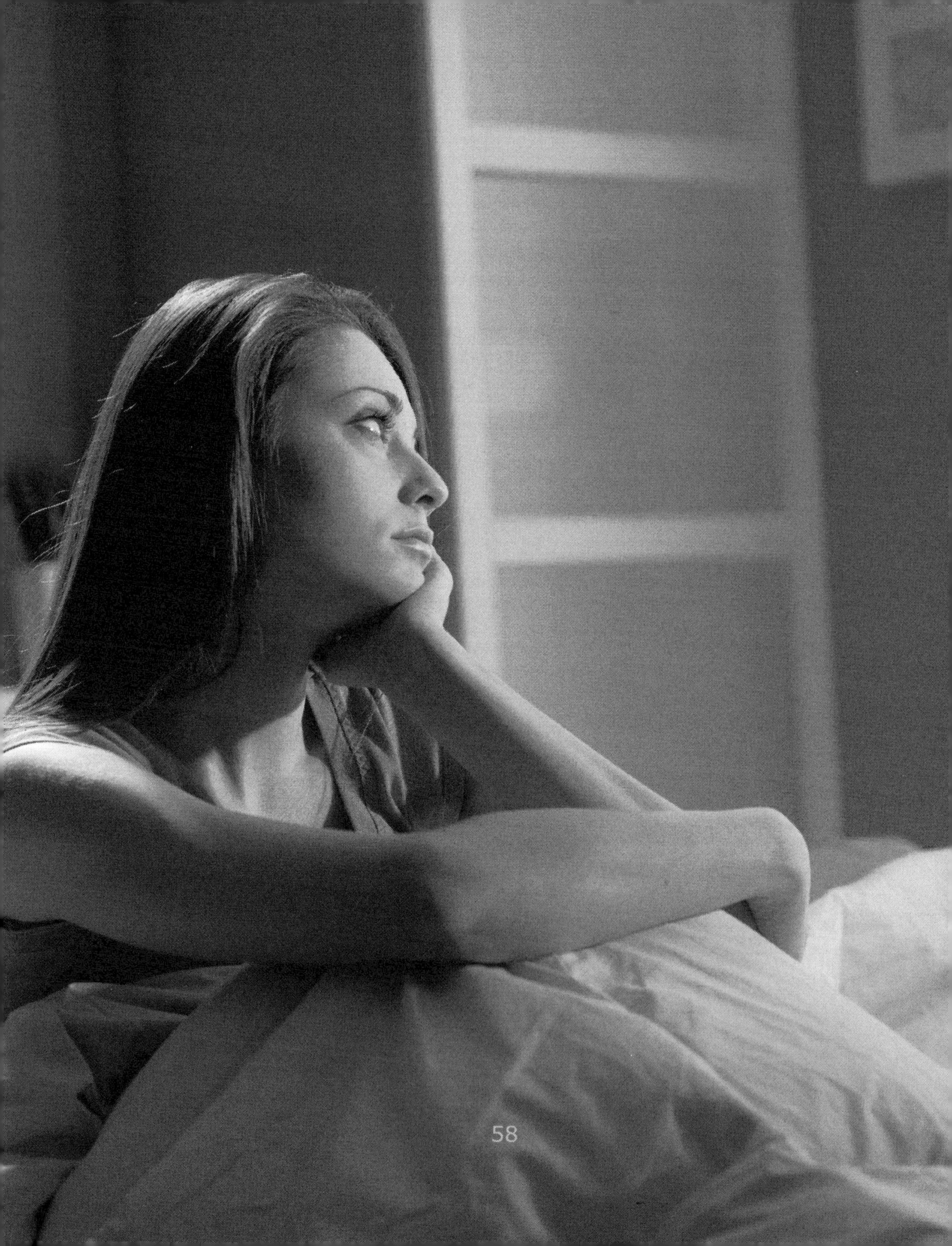

Neben der Bindung des Kalziums ermöglicht das Vitamin D3 die Verstoffwechselung der Mineralien. Dadurch kommt es zu einer Differenzierung der Knochenstammzellen. Bemerken die Patienten unspezifische Schmerzen im Rücken sowie an den Gelenken, bewährt sich die Einnahme von Cholecalciferol-Supplementen. Zuvor suchen die Betroffenen ihren Hausarzt auf, um die Ursache der Pein zu diagnostizieren.

6. Vitamin D gegen Konzentrationsstörungen

Die Konzentrationsschwäche bezeichnet eine verringerte Fähigkeit, sich mit einem speziellen Sachverhalt zu befassen. Menschen mit Konzentrationsstörungen lassen sich leicht ablenken oder bemerken, dass ihre Gedanken verstärkt abschweifen. Vorübergehende Konzentrationsschwächen resultieren aus einem Schlafmangel oder einem erhöhten Stresslevel. Die vermehrte Zufuhr von Vitamin D3 beugt der Komplikation effektiv vor. Der Grund besteht darin, dass das Cholecalciferol Schlafstörungen verhindert und deshalb für eine gute Konzentrationsfähigkeit sorgt.

7. Gesunde Blutwerte durch Vitamin D3

Befinden sich 40 bis 80 Mikrogramm Vitamin D3 im Blut, sprechen die Ärzte von einem normalen Blutwert. Ab dieser Dosierung unterstützt das Cholecalciferol gleichzeitig die Regulation der anderen Blutwerte. Beispielsweise aktiviert es die körpereigene Immunabwehr, sodass der Organismus vermehrt weiße Blutkörperchen produziert.

8. Vitamin D3 wirkt gegen Bluthochdruck

Leiden die Patienten an Bluthochdruck, verwenden Ärzte die Bezeichnung Hypertonie. Bei der Erkrankung übt das Blut einen hohen Druck auf die Gefäßwände aus. Die Betroffenen bemerken eine unspezifische Müdigkeit sowie Kopfschmerzen und Ohrensausen. Zusätzlich fanden britische Wissenschaftler einen Zusammenhang zwischen der Hypertonie und einem niedrigen Vitamin-D-Spiegel. Der Mangel an Calciol begünstigt den Bluthochdruck. Das belegen die epidemiologischen Daten der Beobachtungsstudie NHANES.[16]

Die Ergebnisse legten die Frage nahe, ob Hypertoniker von der Einnahme zusätzlicher Vitamin-D3-Präparate profitierten. Um das zu beweisen, führten dänische Forscher eine doppelblinde Interventionsstudie durch. Die daraus resultierenden Werte stellten sie auf der Jahrestagung der European Society of Hypertension vor. An der Untersuchung nahmen 130 Patienten teil, die über einen Zeitraum von 20 Monaten Calciol-Supplemente einnahmen.

Vorwiegend Hypertoniker, die im Vorfeld an einem Vitamin-D-Mangel litten, profitierten von der Maßnahme. Bei ihnen ergab sich eine Senkung des 24-Stunden-Blutdrucks um 3,7 mmHg.

9. Gute Laune durch Vitamin D3

Gleichzeitig hilft das Cholecalciferol gegen Stimmungsschwankungen. Das Vitamin D3 aktiviert die körpereigene Immunabwehr. Durch das gestärkte Immunsystem fühlen sich die Patienten gesund und fit. Dadurch trägt das Calciol einer Verbesserung des allgemeinen Befindens bei. Den Zusammenhang zwischen dem Cholecalciferol und Stimmungsschwankungen belegt eine amerikanische Studie der Washington University School of Medicine.[17]

Zusätzlich unterstützt das Vitamin D3 den Organismus bei der Produktion des Serotonins. Das Glückshormon fungiert als Neurotransmitter und stimuliert auf die Weise das Zentrale Nervensystem. In der Folge fühlen sich die betreffenden Personen glücklich. Bei einem dauerhaft erhöhten Serotoninspiegel profitieren die Patienten gleichzeitig von einer verstärkten Stress-Toleranz. Fehlt das Cholecalciferol im Organismus, drohen speziell im fortgeschrittenen Alter depressive Verstimmungen.

Das belegt die Studie von Maddock J et al. "Vitamin D and common mental disorders in mid-life: cross-sectional and prospective findings"[18]

10. Vitamin D3 gegen Depressionen

Fehlt das Calciol über einen längeren Zeitraum im Organismus, sinkt der Serotoninspiegel deutlich ab. Dadurch kommt es zu einer Depression. Tritt diese vorrangig in der kalten Jahreszeit auf, gilt sie als saisonal abhängige Depression. Die Abkürzung für das Phänomen lautet SAD. Zudem befinden sich im Körper der betroffenen Personen unzureichende Mengen der Vitamine B12 und B6.

Das belegt eine Studie von Berk M et al. aus dem Jahr 2007 [19]

Um die depressive Verstimmung zu behandeln, empfehlen Alternativmediziner die Lichttherapie sowie die zusätzliche Einnahme von Vitamin-D3-Präparaten. Den Zusammenhang der Depression mit einem Mangel an Calciol bestätigt zudem die Publikation von G. Parker und H. Brotchie mit dem Titel „'D' for depression: any role for vitamin D?"[20]

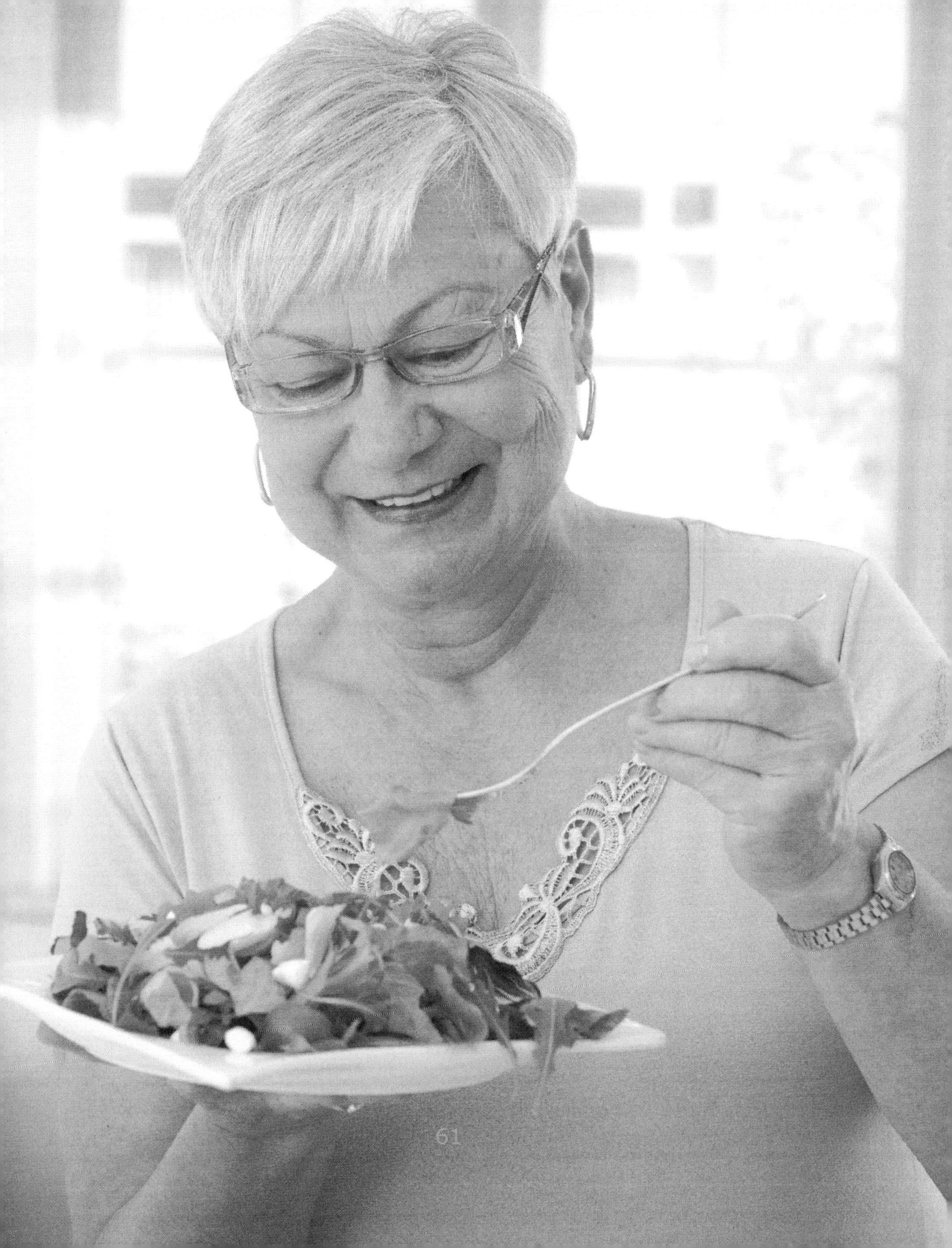

11. Vitamin D3 wirkt gegen Diabetes

Leiden die Patienten an dem Diabetes Typ 2, kommt ein Vitamin-D-Mangel als Ursache infrage. Neben dem Übergewicht stellt die Mangelerscheinung einen Risikofaktor für die Erkrankung dar. Ein ausreichender Vitamin-D3-Spiegel schützt vor Diabetes. Das fand das Forscherteam um Dr. Mercedes Clemente-Postigo heraus. An der spanischen Universidad de Málaga untersuchte die Wissenschaftlerin 148 Testpersonen auf ihren Calciol-Spiegel.

Dabei stellte sich heraus, dass auch schlanke Personen Diabetes entwickeln, sofern sich unzureichend Cholecalciferol in seiner Speicherform, 25(OH)-Vitamin-D3, im Körper befindet. [21]

12. Calciol und die Schilddrüsenunterfunktion

Bei einer Unterfunktion der Schilddrüse sprechen die Mediziner von einer Hypothyreose. Im Körper entsteht durch die gesundheitliche Komplikation ein Mangel an Schilddrüsenhormonen. Dazu gehört beispielsweise das Thyroxin, kurz T4. Das Hormon beeinflusst neben dem Stoffwechsel auch das psychische Gleichgewicht. Leiden die Patienten an einer Schilddrüsenunterfunktion, fühlen sie sich aus dem Grund unruhig und abgeschlagen. Das Vitamin D3 nimmt auf die Aktivierung zahlreicher Hormone Einfluss. Dazu gehören die relevanten Schilddrüsenhormone.

Demnach beugt die Einnahme von Calciol-Präparaten einer Fehlfunktion der Schilddrüse vor. Als prophylaktische Maßnahmen decken die Patienten ihren Tagesbedarf an Cholecalciferol in Form von Vitamin-D3-Supplementen. Diagnostizierte der Arzt bei den Betroffenen bereits eine Schilddrüsenunterfunktion, nützt eine Vitamin-D-Therapie, um bessere Blutwerte zu erzielen. Hierbei spielt die Absprache mit dem Mediziner eine tragende Rolle, um eine fehlerhafte Dosierung zu vermeiden. Zusätzlich besteht die Möglichkeit, dass das Vitamin D3 eine chronische Schilddrüsenentzündung lindert.

In der Fachsprache nennt sich die Erkrankung Thyreoiditis. Die Entzündung resultiert aus einer Autoimmunerkrankung. Cholecalciferol hemmt ein überaktives Immunsystem und verhindert auf die Weise chronische Entzündungsreaktionen im Organismus. Das bedeutet, dass eine Vitamin-D3-Behandlung bei einer Schilddrüsenentzündung positive Ergebnisse erzielen kann. Auch hierbei besprechen sich die Patienten im Vorfeld mit dem behandelnden Arzt.

13. Vitamin D3 und die Wirkung bei Asthma

Ebenso unterstützt das Cholecalciferol die Therapie der Erkrankung Asthma. Dabei profitieren selbst Patienten, die nicht auf Cortison ansprechen, von dem Nahrungsergänzungsmittel.

Das belegt eine Studie aus Israel. Teilnehmer mit einem niedrigen Vitamin-D3-Spiegel litten an einem höheren Risiko eines Asthmaanfalls. Dr. Ronit Confino-Cohen veröffentlichte die Publikation auf der Website der Tel Aviv University.[22]

Asthma gehört zu den chronischen Lungenkrankheiten, die mit entzündeten und verengten Atemwegen einhergehen. Laut der Schulmedizin besteht derzeit (Stand September 2016) keine Möglichkeit, die gesundheitliche Komplikation zu heilen. Jedoch ermöglicht es das Cholecalciferol, die unangenehmen Symptome einzudämmen. Aufgrund seiner Wirkung auf das Immunsystem beugt das Calciol einem Asthmaanfall vor.

Vitamin-D-Mangel verschlimmert Asthma

In seiner Studie untersuchte Dr. Confino-Cohen den Zusammenhang zwischen der Vitamin-D3-Versorgung der Teilnehmer und dem Schweregrad ihrer Asthmaerkrankung. Speziell achtete er auf Gesundheitszustand der Patienten mit einem unkontrollierten Asthma. Der Begriff bezeichnet Asthmaschübe, die auch Medikamente wie das Cortison nicht eindämmen können.

Laut seiner Publikation stieg das Risiko für unkontrolliertes Asthma bei einem niedrigen Cholecalciferol-Spiegel. Im Umkehrschluss unterstützt das Calciol die Behandlung der Krankheit. Eine erhöhte Versorgung mit Vitamin D3 trägt zur Besserung des Asthmas bei. Demnach bewährt es sich für Asthmapatienten, ihren Vitamin-D-Status bei ihrem Hausarzt in Erfahrung zu bringen. Bei einer Mangelerscheinung steht eine Aufbautherapie mit Calciol-Präparaten im Vordergrund.

Ebenso kann die richtige Ernährung das Auftreten von Asthmaschüben verringern. Um die Krankheitssymptome einzudämmen vermeiden die Patienten potenzielle Allergene. Dazu zählt beispielsweise Gluten. In Milchprodukten befindet sich eine geringe Menge Vitamin D3, sodass die Speisen eine Asthmatherapie positiv beeinflussen können.

14. Hilft Calciol gegen Schuppenflechte und Neurodermitis?

Die Schuppenflechte bezeichnen die Mediziner als Psoriasis. Auf der Haut der Betroffenen zeigen sich silbrige, stark schuppende Beläge, die zu einem Jucken und Missempfinden führen. Sie entstehen durch eine übermäßige Entzündungsreaktion im Organismus. Der Körper reagiert auf äußere Reize, sodass es sich bei der Schuppenflechte um eine Hyperreaktion handelt. Zu dem Ergebnis kommt eine Forschungsgruppe der Universität München. Dr. Jürgen Schauber entdeckte, dass die DNA der Zellsubstanz – auch zytosolische DNA genannt – den Proteinkomplex aktiviert. Dieser sorgt für die Entzündungsreaktion.

Um die Reaktion einzugrenzen, benötigt der Organismus das Abwehrprotein Cathelicidin LL-37, das sich an die zytosolische DNA bindet. Vitamin D3 begünstigt die körpereigene Produktion desselben. Dadurch hilft es, den Verlauf der Schuppenflechte positiv zu beeinflussen. Der Umstand erklärt den Erfolg von Cholecalciferol-Therapien auf die gesundheitliche Komplikation.

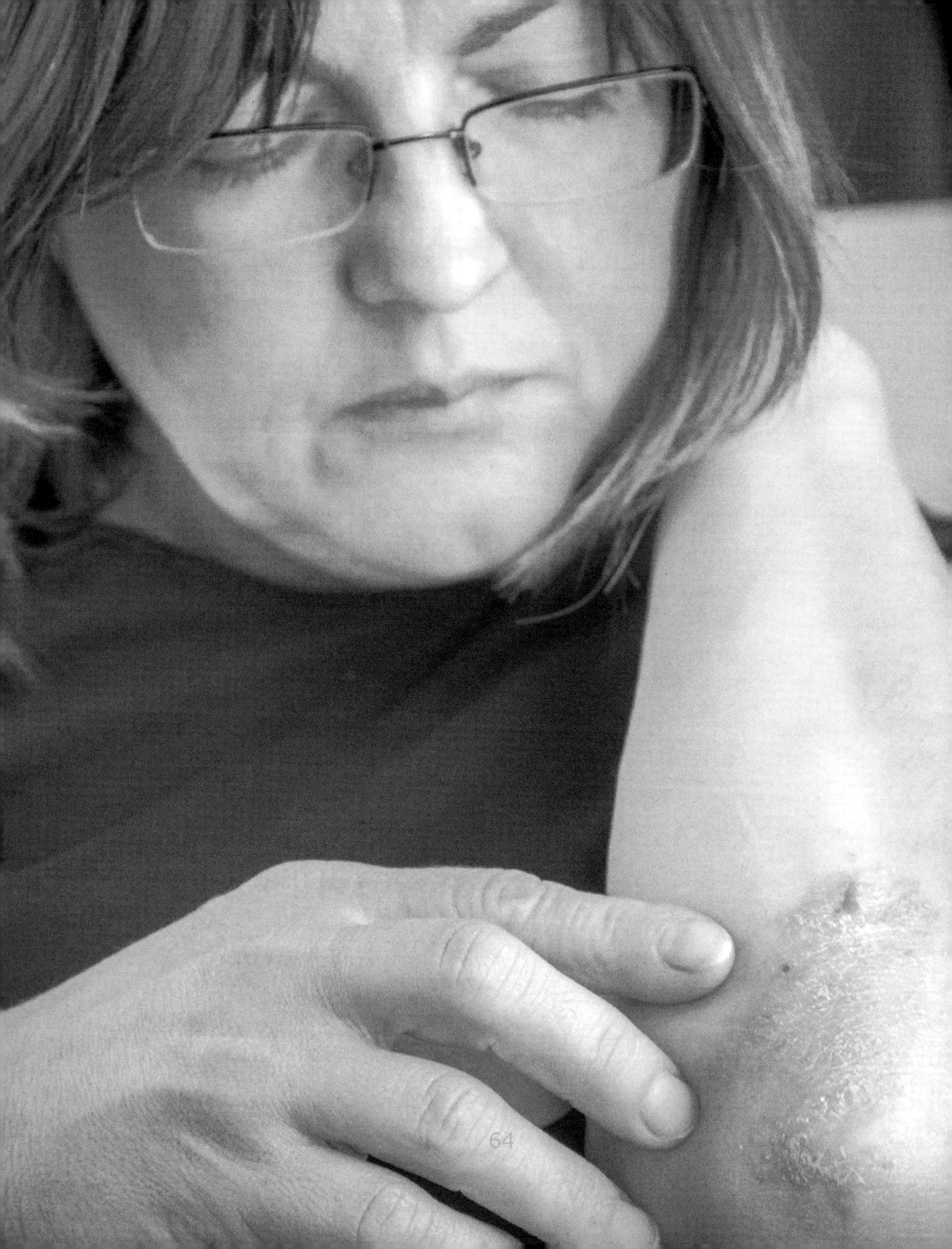

Wie verhindert Vitamin D3 Schuppenflechte?

Bei der Schuppenflechte entsteht der Ausschlag aufgrund einer Immunreaktion gegen die Zellen der obersten Hautschicht. Sie nennen sich Keratinozyten. Vermehren sie sich, verdickt sich die Epidermis und die unangenehme Schuppung setzt ein. Nach ihrem ersten Ausbruch zeigt sich die Erkrankung weiterhin in Schüben. Hierbei treibt das Signalmolekül Interleukin, das sich aus Inflammasomen bildet, die Entzündung voran. Dieses geht mit der zytosolischen DNA einher. Das Cathelicidin bindet die DNA und sorgt auf die Weise für die Aufhebung der Entzündungsreaktion.
Das Cholecalciferol verstärkt die Bildung des Abwehrproteins, sodass Psoriasis-Therapien mit Vitamin D3 als Erfolg versprechend gelten. Neben der Einnahme von Nahrungsergänzungsmitteln empfehlen die Mediziner den regelmäßigen Aufenthalt in der Sonne. Den positiven Effekt des Vitamin D3 auf das Cathelicidin belegten die Wissenschaftler mit der Studie "Cytosolic DNA Triggers Inflammasome Activation in Keratinocytes in Psoriatic Lesions" von Yvonne Dombrowski et al. [23]

Vitamin D3 dämmt Neurodermitis ein

Bei der Neurodermitis entsteht ebenfalls ein Ausschlag auf der Epidermis. Eine Nahrungsergänzung mit Cholecalciferol verhindert, dass sich die Symptome im Winter verschlimmern. In der Regel tritt die Erkrankung bereits im Kindesalter auf. Das atopische Ekzem geht mit juckenden Stellen auf der Oberhaut sowie einer Bläschenbildung einher. Speziell in der kalten Jahreszeit verschlimmert sich die entzündliche Hautkrankheit. Hierbei schafft die zusätzliche Einnahme von Vitamin D3 Abhilfe.

Das bewies Prof. Carlos A. Camargo Jr. vom Massachusetts General Hospital. In seiner Studie untersuchte er elf Kinder, die an Neurodermitis leiden [24].

Sie erhielten pro Tag 25 Mikrogramm Vitamin D3. Das entspricht 1.000 Internationalen Einheiten. Durch den Konsum der Nahrungsergänzung verbesserte sich das Hautbild der Teilnehmer. Der Ausschlag ging im Durchschnitt um 29 Prozent zurück.

15. Vitamin D3 wirkt gegen den Gedächtnisverlust

Ein Gedächtnisverlust existiert in verschiedenen Variationen. Bei der Amnesie handelt es sich beispielsweise um eine Störung des Gedächtnisses für zeitliche und inhaltliche Erinnerungen. Verbreiteter – vorwiegend bei Menschen fortgeschrittenen Alters – zeigt sich die Erkrankung Alzheimer. Sie gehört zu den Demenzerkrankungen, bei denen die Zellen im Gehirn frühzeitig absterben. Dadurch kommt es zu einem verstärkten Gedächtnisverlust.

Ein niedriger Vitamin-D3-Spiegel im Blut erhöht das Risiko, an Alzheimer zu erkranken. Das Cholecalciferol steuert die Neubildung der Zellen im Zentralen Nervensystem. Fehlt es, bleibt die Entwicklung der Neuronen auf der Strecke. Dadurch erhöht sich auf lange Sicht die Wahrscheinlichkeit eines vorzeitigen Gedächtnisverlusts.

In der Regel geht die gesundheitliche Komplikation mit einer Veränderung der Persönlichkeit einher. Treten die charakteristischen Symptome für die Alzheimer-Erkrankung auf, suchen die Patienten ihren Arzt auf. Eine eigenständige Vitamin-D3-Therapie unterstützt die Gedächtnisleistung als prophylaktische Maßnahme. Eine Heilung für die Krankheit stellt die Nahrungsergänzung nicht dar.

16. Calciol gegen Demenz und Parkinson

Ein niedriger Vitamin-D3-Spiegel steht zudem mit der Demenz in Zusammenhang. Zu dem Ergebnis kommt eine Langzeitstudie amerikanischer Wissenschaftler. Das Team um Thomas J. Littlejohns untersuchte bei 1.658 Studienteilnehmern den Gehalt an 25-Hydroxy-Vitamin D im Blut. Die Patienten mit einer unzureichenden Versorgung mit der Speicherform des Cholecalciferols erkrankten im Schnitt häufiger an Demenz. Demnach belegt die am 6. August 2014 online veröffentlichte Studie, dass ein Vitamin-D3-Mangel das Risiko der Erkrankung erhöht.[25]

Um der Krankheit vorzubeugen, lohnt es sich, den Calciol-Spiegel oberhalb des Normbereichs zu halten.

Vitamin D3 und Parkinson

Zu den typischen Symptomen der neurologischen Erkrankung Parkinson gehören:

- verlangsamte Bewegungen,
- Muskelstarre,
- Zittern
- und eine instabile Haltung.

Bei der Krankheit kommt es zu einer zunehmenden Degeneration des Nervensystems. Das Vitamin D3 unterstützt die Bildung von Neuronen, sodass die Chance einer Eindämmung der Krankheitsanzeichen besteht. Jedoch gilt auch für Morbus Parkinson, dass eine Vitamin-D3-Therapie keine Heilung verspricht.

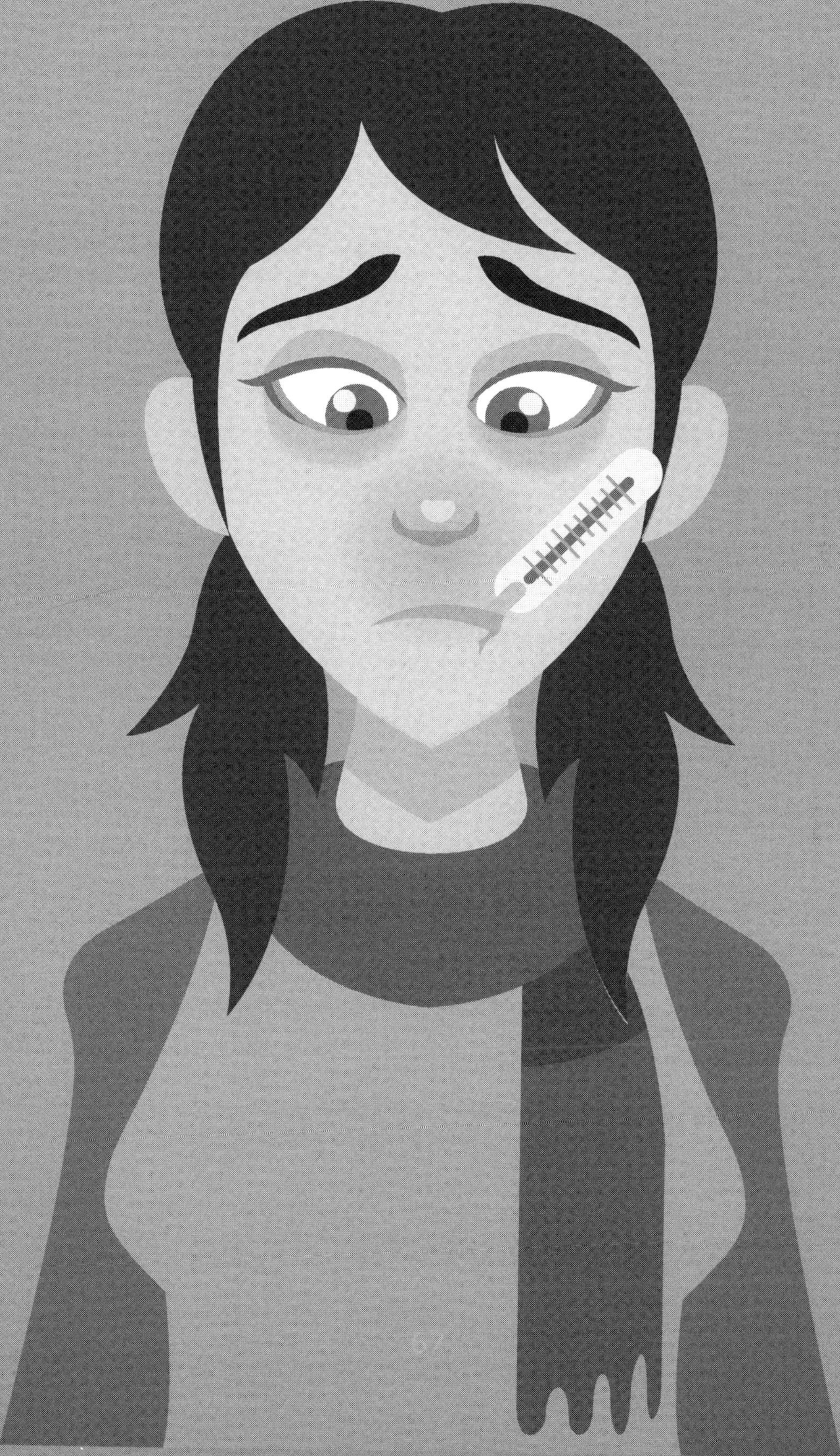

17. Vitamin D3 gegen Infektionskrankheiten

Das Cholecalciferol unterstützt die Produktion der Antikörper. Dazu zählen alle Untergruppen der weißen Blutkörperchen. Sie erkennen Krankheitserreger und vernichten diese. Die Fresszellen nehmen Fremdstoffe im Blut in sich auf und verzehren sie. Das betrifft Bakterien, Viren, Pilze und Würmer. Durch die Stärkung des Immunsystems senkt sich das Risiko einer bakteriellen oder viralen Infektion. Das bedeutet, dass die Einnahme von Vitamin-D3-Präparaten als Prophylaxe gegen zahlreiche Infektionskrankheiten dienen kann.

18. Cholecalciferol und das Herz-Kreislauf-System

Eine Vielzahl von Herz-Kreislauf-Erkrankungen steht mit einem niedrigen Calciol-Spiegel in Verbindung. Dabei spielen vier Mechanismen des Cholecalciferols eine Rolle. Das Vitamin D3 reguliert den Blutdruck, wirkt chronischen Entzündungen entgegen, schützt die Gefäße und die Herzmuskulatur und beugt mehreren Risikofaktoren vor.

19. Vitamin D und das Gehirn

Für die Nerven und das Gehirn nimmt das Vitamin D3 ebenfalls einen hohen Stellenwert ein. Im Zentralen Nervensystem sind die Vitamin-D-Rezeptoren sowie die Vitamin-D-Enzyme aktiv. [26]

Demnach zählt das Cholecalciferol zu den Neurosteroiden. Diese Hormone wirken direkt auf die Funktion und die Entwicklung der Nervenzellen ein.

Innerhalb des letzten Jahrzehnts belegten Forscher mehrere Wirkungsweisen des Vitamin D3 auf das Gehirn:

- Es steuert den Zellzyklus von Nervenzellen.
- Es beeinflusst die Synthese der Neurotransmitter.
- Es steuert die Bildung von Antioxidantien.
- Calciol übernimmt die Steuerung von intrazellulären Kalziumsignalen.
- Es steuert die Neurotrophine sowie die Neurotrophen Faktoren.
- Es beeinflusst die Differenzierung sowie die strukturelle Entwicklung der Neuronen.

Nachlesen: (ScienceDirect, November 2015 I http://www.sciencedirect.com/science/article/pii/S209012321400023X). Sie stammt von W. Z. Mostafa.

Damit sorgt das Vitamin D3 für die Bildung und die Erhaltung der Nervenzellen. Ebenso unterstützt es die Signalleitung innerhalb der Nerven, die Neuroplastizität des Cerebrums und den Schutz der Nervenzellen. Zu dem Ergebnis kommt eine Veröffentlichung von DeLuca GC aus dem Jahr 2013.[27]

20. Calciol und seine Wirkung auf Haut und Haare

Vorwiegend besitzt das Vitamin D3 eine Wirkung in Bereichen, in denen die Zellteilung eine Rolle spielt. Dazu gehören die Gewebezellen in der Haut und im Haar. Sie erneuern sich innerhalb des Organismus am schnellsten. Die Bedeutung des Cholecalciferols auf die Haut belegt die Studie "Vitamin D and the skin".

Neben der Gesunderhaltung der Epidermis nützt das Cholecalciferol auch aus therapeutischer Sicht. Beispielsweise kommt es bei den Erkrankungen Sklerodermie, Ichthyose, Prurigo nodularis und Pityriasis zum Einsatz.

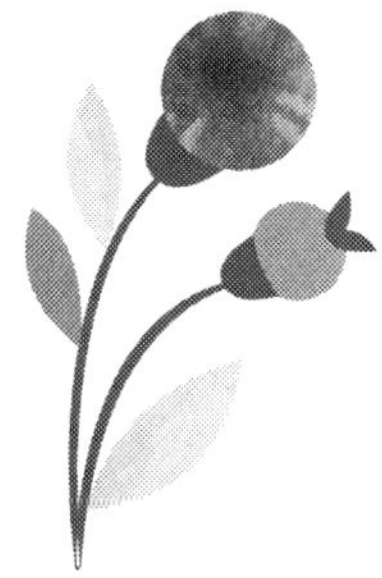

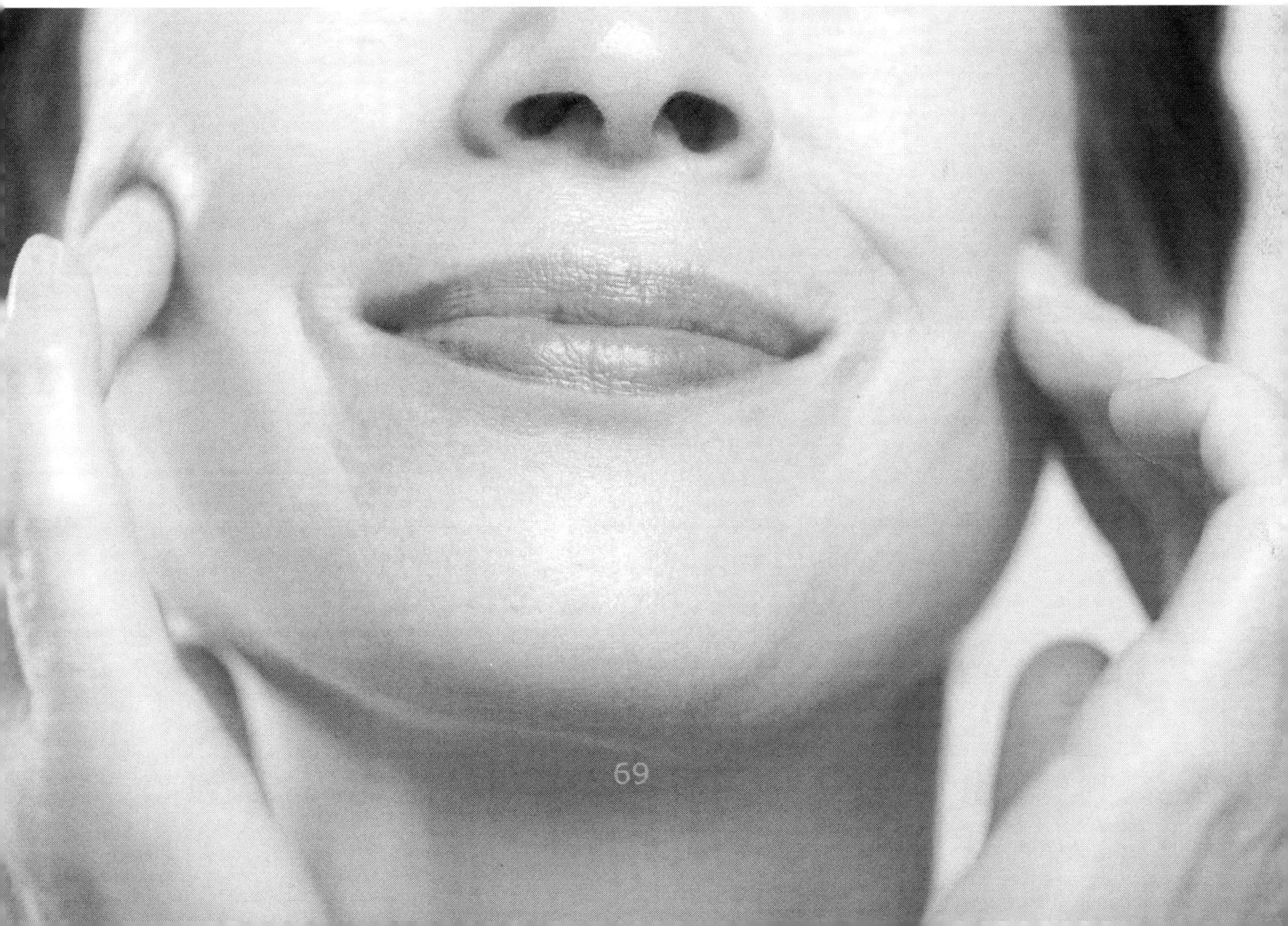

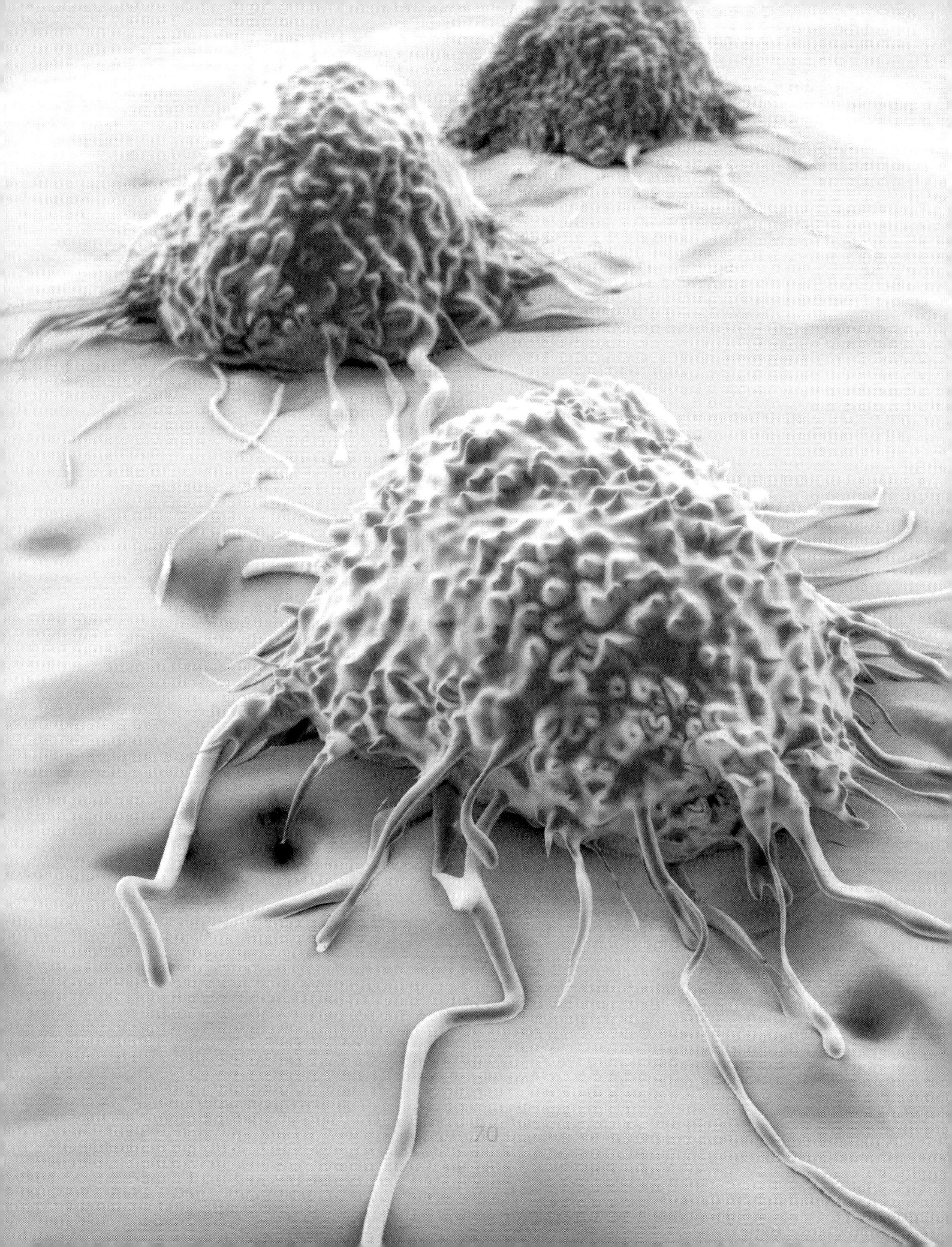

Vitamin-D bei Krebs

1. Krebszellen und das Vitamin D3

Cholecalciferol kann großen Einfluss auf die Gesundheit des Menschen nehmen. Beispielsweise begünstigt das Vitamin D3 den Verlauf mehrerer Krebserkrankungen. Zudem gibt ein Mangel an Calciol Aufschluss darüber, wie bösartig sich ein Tumor zeigt. Das Ergebnis brachte eine Studie der Wissenschaftler Murphy AB et al. hervor, deren Teilnehmer ausschließlich männliche Prostatakrebs-Patienten darstellten.[28]

Vitamin D3 beeinflusst die körpereigene Immunabwehr. Fehlt es im Organismus, bildet dieser weniger Antikörper. In der Folge steigt das Risiko, dass Krebszellen unerkannt bleiben und wuchern.

Das bedeutet, dass der Körper die Veränderung an der Erbsubstanz toleriert, statt die erkrankten Zellen zu bekämpfen. Das Clinical Cancer Research Journal publizierte die Studie von Murphy AB, die einen Zusammenhang des Vitamin-D-Mangels und den auftretenden Prostata-Tumoren belegte. Unter den 667 Studienteilnehmern befanden sich Europäer und Afroamerikaner.

Vorwiegend bei Letzteren stand die niedrige Konzentration an Calciol mit den Tumoren in Verbindung. Bereits ein Vitamin-D3-Spiegel unter 20 Nanogramm je Milliliter Blut reichte aus, um die Bösartigkeit der Krebszellen zu erhöhen.

Demnach besteht die Möglichkeit, dass eine Unterversorgung mit Cholecalciferol das Krebsrisiko steigert. Auf den Umstand weist die Journalistin Annie Rose Harrison Dunn in ihrem Artikel "Vitamin D deficiency may be linked to aggressive prostate cancer" hin.

Nachlesen: (American Association for Cancer Research (AACR). | ScienceDaily. ScienceDaily, 1 May 2014. www.sciencedaily.com/releases/2014/05/140501075053.htm.)

Die Originalstudie von Murphy AB und Adam B erwähnte ich bereits im ersten Abschnitt des Kapitels. Für Krebspatienten lohnt es sich aus dem Grund, den körpereigenen Vitamin-D3-Spiegel im Normbereich zu halten. Dafür eignet sich eine Erhaltungstherapie, welche die Betroffenen unter Aufsicht eines Arztes durchführen.

Calciol kann die Überlebenschancen bei Krebs erhöhen

Ein ausreichender Vitamin-D3-Spiegel vermag die Überlebenschancen bei einer Krebserkrankung zu verbessern. Eine Übersichtsarbeit vom Juli 2014 zeigt, dass Krebspatienten mit einem höheren Cholecalciferol-Spiegel höhere Überlebenschancen aufwiesen. Sie blieben länger in Remission. Laut der von Li M et al. veröffentlichten Studie reichte eine Erhöhung des Vitamin-D3-Spiegels um vier

Nanogramm je Milliliter aus, um die Überlebenschance um vier Prozent zu steigern[29].
Der Grund, warum Vitamin D3 den Verlauf einer Krebserkrankung mildern kann, liegt in seiner Rolle als Modulator von Zellzyklen. Der Krebs besteht als Störung der Steuerung von Zellteilung, Zellwachstum und Zelltod.

2. Bei welchen Krebsarten kann Vitamin D3 helfen?

Ein ausreichender Calciol-Spiegel beeinflusst mehrere Krebsarten positiv. Neben dem Prostatakrebs gehört dazu beispielsweise der Brustkrebs. Hierbei bestätigen wissenschaftliche Studien, dass ein Vitamin-D-Spiegel im Normbereich das Risiko, an Brustkrebs zu erkranken, senkt. Die von Engel P et al. stammende Publikation "Joint effects of dietary vitamin D and sun exposure on breast cancer risk" widmet sich der Wirkung des Vitamin D3 auf den Brustkrebs.

Zur Vorbeugung der Erkrankung bedarf es der Versorgung mit dem Calciol in einer hohen Dosis. In den Vereinigten Staaten von Amerika überprüften Forscher den Zusammenhang von Vitamin D3 und dem reduzierten Brustkrebsrisiko mit den Hill-Kriterien.[30]

Bei ihnen handelt es sich um ein medizinisch anerkanntes Fragenschema, das die Verbindung von Ursache und Auftreten eines Krankheitsbilds beurteilt. Die von Mohr SB et al. durchgeführte Untersuchung bestätigt, dass das Cholecalciferol das Risiko einer Brustkrebserkrankung verringert.

Calciol und die chronisch lymphatische Leukämie

Des Weiteren untersuchten Wissenschaftler um T.D. Shanafelt den Zusammenhang des Serumspiegels von 25(OH)-Vitamin-D3 und der Überlebenschance bei chronisch lymphatischer Leukämie. Deren Kürzel lautet CLL. Laut der Studie lag das Gesamtüberleben der Patienten mit einer ausreichenden 25(OH)-Vitamin-D3-Versorgung höher als bei Betroffenen mit einer Mangelerscheinung.[31]

3. Vitamin D3 in der Krebstherapie

Aus den genannten Gründen findet das Cholecalciferol vermehrt Anwendung in der Krebstherapie. Laut einer amerikanischen Studie von Joan M Lappe et al. vermag das Vitamin D3, das Krebsrisiko um 77 Prozent zu senken. Im US-Bundesstaat Nebraska begann die über vier Jahre andauernde Untersuchung, bei der 1.179 gesunde Frauen in eine Studien- und eine Kontrollgruppe kamen.
Während die Studiengruppe pro Tag 200 Internationale Einheiten an Vitamin D3 einnahm, erhielt die Kontrollgruppe ein Placebo. Die Studiengruppe wies eine um 77 Prozent geringere Häufigkeit an Krebserkrankungen auf.[32]

Um die Krebstherapie mit dem zusätzlichen Verzehr von Vitamin D3 zu unterstützen, eignet sich eine Erhaltungstherapie. Hierbei hängt die verabreichte Dosis von der körpereigenen Produktionsmöglichkeit des Calciols ab. Aus dem Grund führen die Patienten die Behandlung ausschließlich unter Aufsicht eines Mediziners durch. Durch die Erhaltungstherapie bleibt der Vitamin-D3-Spiegel im Normbereich, sodass die Konsumenten der Supplemente von einem gestärkten Immunsystem profitieren. Dadurch kommt es zu einer geringeren Tolerierung der Krebszellen.

4. Die hochdosierte Vitamin-D3-Einnahme bei Krebs

Damit das Vitamin D3 im menschlichen Orgasmus seine Aufgaben erfüllt, wandelt es der Körper in Cholecalciferol um. Gelangt es in die Zellen, um beispielsweise spezielle Zyten zu aktivieren, beginnt danach der Abbau. Das bedeutet, der Organismus zerstört das verwendete Calciol. Folglich bildet der Körper das Cholecalciferol ausschließlich bei Bedarf, wobei dessen Produktion einer strikten Regulation unterliegt. Nehmen Patienten hohe Dosen an Vitamin-D3-Präparaten zu sich, verliert die Selbstregulation ihre Wirkungskraft. Es entsteht ein Überangebot an Calciol. Dadurch steigt der Calcitriol-Spiegel und das gebildete Hormon diffundiert in die Zellen.

Dadurch kommt es zu einer dauerhaften Aktivierung der Vitamin-D-Rezeptoren. In der Folge endet gleichermaßen die individuelle Calciol-Regulation der Gewebe. Der Prozess beginnt in der Regel bei einem Vitamin-D3-Spiegel von über 100 Nanogramm pro Milliliter Blut. Bei Personen, die an einer Krebserkrankung leiden, erweist sich das Phänomen als günstig. Durch das erhöhte Calcitriol im Organismus verbessert das Cholecalciferol seine Wirkung als Botenstoff. Speziell bei einer Autoimmunkrankheit stellt der Umstand einen Vorteil dar. Demnach reagiert ein an Krebs erkrankter Körper anders als der Organismus eines gesunden Menschen auf die Überversorgung mit Vitamin D3.

Hochdosiertes Calciol steigert freies Vitamin D3

Eine Überdosierung der Vitamin-D3-Präparate erhöht die Menge des freien Calciols im Körper. Letzteres erhält Einfluss auf den parakrinen Wirkweg. Das bedeutet, dass die erhöhte Dosierung eine ausreichende Immunreaktion auslöst. Zudem besteht die Option, dass das Cholecalciferol seine Aufgabe als Immunmodulator besser erfüllt. Es reguliert antibakterielle Prozesse im Körper und unterdrückt eine Immunantwort, sofern sich diese übermäßig ausgeprägt zeigt.

Dadurch sorgt das hoch dosierte Vitamin D3 bei Krebspatienten zu einer kontrollierten Körperabwehr. Das Risiko von zusätzlichen Infektionen sinkt. Des Weiteren erhöht sich das körpereigene Antibiotika.

Interessieren sich Betroffene für eine Vitamin-D3-Therapie, wenden sie sich an ihren Hausarzt. Dieser empfiehlt ihnen die Kliniken, die entsprechende Behandlungen anbieten. Die ärztliche Aufsicht erhält Relevanz, da ein übermäßiger Vitamin-D3-Spiegel im schlimmsten Fall zu einer Kalziumvergiftung führt.

Bei der Therapie kommen hoch dosierte Cholecalciferol-Präparate zum Einsatz. Diese gehören in Deutschland zu den apothekenpflichtigen Medikamenten. Allerdings birgt eine längere Verwendung der hoch dosierten Supplemente die Gefahr einer Überdosierung des Calciols.

Ab einer täglichen Einnahme von 40.000 Internationalen Einheiten droht die Hyperkalzämie.

Zu dem Ergebnis kommt die Studie von Reinhold Vieth aus dem Jahr 1999 (PubMed I Am J Clin Nutr. 1999 May;69(5):842-56.).

Zudem können bei einer Überdosierung zahlreiche Nebenwirkungen auftreten. Beispielsweise droht ein erhöhter Verbrauch des körpereigenen Magnesiums. Das bestätigen Rude RK und weitere Wissenschaftler in der Publikation "Low serum concentrations of 1,25-dihydroxyvitamin D in human magnesium deficiency".[33]

Kommt es zu einem Magnesiummangel, leiden die Patienten an:

- Schwindel,
- Übelkeit
- und Schmerzen.

Des Weiteren geht ein überhöhter Vitamin-D3-Spiegel mit sinkendem Vitamin K einher. Fehlt dieses im Organismus, drohen Nierensteine und eine beginnende Verkalkung. Daher empfehlen Mediziner bei der Einnahme von Calciol-Präparaten den zusätzlichen Konsum von Magnesium und Vitamin K2. Um die Werte im Normbereich zu halten, eignen sich Kombipräparate.

5. Vitamin D3 in der Krebsvorbeugung

Speziell steht das Cholecalciferol bei der Vorbeugung der Krebserkrankung im Vordergrund. Liegt der Blutspiegel des Vitamin D3 höher als 35 Nanogramm pro Milliliter Blut, verringert sich das Risiko der Krankheit. Am niedrigsten liegt die Wahrscheinlichkeit, an Krebs zu erkranken, bei einem Calciol-Spiegel von 40 Nanogramm pro Milliliter Blut. Die Werte publizierten Cedric F. Garland et al. in der Studie "Vitamin D for Cancer Prevention".[34]

Bereits in den vorherigen Abschnitten erwähnte ich, dass die biologisch aktive Form des Calciols, das 1,25-Dihydroxyvitamin D3, autokrine und parakrine Mechanismen reguliert.

Das geschieht durch die Anbindung an die spezifischen Zellkernrezeptoren. Dadurch kommt es zur Induktion der Zellreifung und der Hemmung der Zellproliferation. Beide Prozesse können der Entstehung von Krebs vorbeugen.

6. Ungünstige Prognosen bei einem niedrigen Vitamin-D3-Spiegel

Die positive Wirkung des Vitamin D3 auf die Vorbeugung der Krebserkrankung lässt den Schluss zu, dass ein Cholecalciferol-Mangel das Risiko besagter Krankheit erhöht. Den Zusammenhang des Vitamin-D3-Spiegels und der Gesamtsterblichkeit bei Krebs untersuchte die Studie "Vitamin D and mortality" von Ben Schöttker et al.[35]

Dr. Ben Schöttker und Prof. Dr. Hermann stammen vom Deutschen Krebsforschungszentrum und belegen das erhöhte Sterberisiko der Studienteilnehmer mit einem geringen Cholecalciferol-Spiegel. Im Vergleich zu den Untersuchten mit einer ausreichenden Vitamin-D3-Versorgung lag die Gesamtsterblichkeit bei ihnen 1,57-fach höher. Zudem entdeckten die Wissenschaftler, dass das Vitamin D3 wenig Einfluss auf die Entstehung der Krebserkrankung besitzt. Jedoch wirkt es sich positiv auf deren Verlauf aus.

Krebszellen werden von Lymphozyten eines gesunden Immunsystems angegriffen

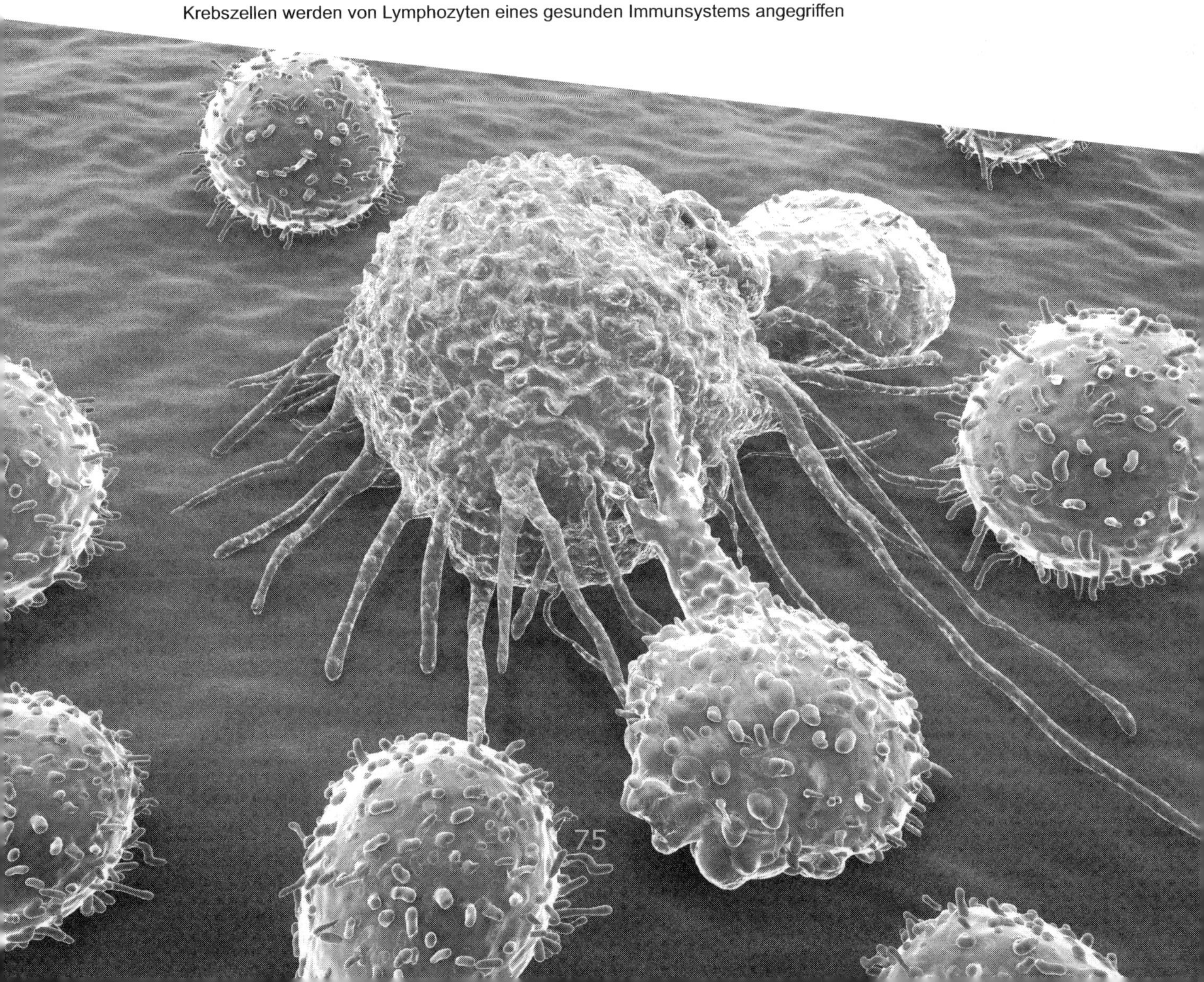

Vitamin-D-Spiegel testen

1. Die verschiedenen Möglichkeiten des Vitamin-D3-Tests

Ein guter Vitamin-D3-Spiegel spielt für die Gesundheit eine wesentliche Rolle. Daher bewährt es sich, die körpereigene Konzentration der Cholecalciferol-Speicherform zu ermitteln. Das geschieht über einen Bluttest, den der Arzt durchführt oder den Patienten zu Hause vornehmen.

Der Vitamin-D3-Test als Vorsorgeuntersuchung

Um den individuellen Vitamin-D3-Status zu analysieren, steht der Vitamin-D-Test im Vordergrund. Mittlerweile empfehlen zahlreiche Hausärzte, die Untersuchung als regelmäßige Maßnahme anzubieten. Der Grund besteht darin, dass die Unterversorgung mit dem Calciol in der Bevölkerung zunimmt. Durch das frühzeitige Erkennen einer Mangelerscheinung besteht die Möglichkeit, schwerwiegenden Erkrankungen vorzubeugen. Dadurch könnten in Deutschland mehr als 18.000 Menschenleben pro Jahr gerettet werden.

Zu dem Ergebnis kommt die Studie "An estimate of the survival benefit of improving vitamin D status in the adult german population", die bereits in einem vorherigen Kapitel Erwähnung fand. Sie stammt von Zittermann A et al.[36]

Aus dem Grund profitieren die Untersuchungswilligen von einem Vitamin-D3-Test. Er stellt die verlässlichste Möglichkeit dar, den eigenen Cholecalciferol-Status in Erfahrung zu bringen. Neben einer Blutuntersuchung beim Hausarzt existiert die Option, ein Test-Kit für den Hausgebrauch zu erwerben.

Was misst der Vitamin-D3-Test?

Bei einem Vitamin-D3-Test kommt es zur Messung des Calciol-Spiegels. Dabei konzentriert sich die Blutuntersuchung auf die Zirkulationsform des Cholecalciferols.

Sie heißt 25-(OH)-Vitamin-D3. Das Calciol durchläuft den menschlichen Organismus in mehreren Umwandlungsschritten. Dabei dient die Speicherform – das Calcidiol – als die Variante, die in die Zellen gelangt. Durch die Vitamin-D-Rezeptoren gelingt die Transformation in die Hormonform des Cholecalciferols. Sie nennt sich Calcitriol oder 1,25-Dihydroxy-Vitamin-D3.

Demnach besteht das Calcidiol ausschließlich als Zwischenform des Vitamin D3. Hierbei stellt sich die Frage, warum der Vitamin-D3-Test nur die Konzentration der Zirkulationsform misst. Die Begründung liegt in der geringen Aussagekraft des Vitamin-D-Hormons, dem Calcitriol.

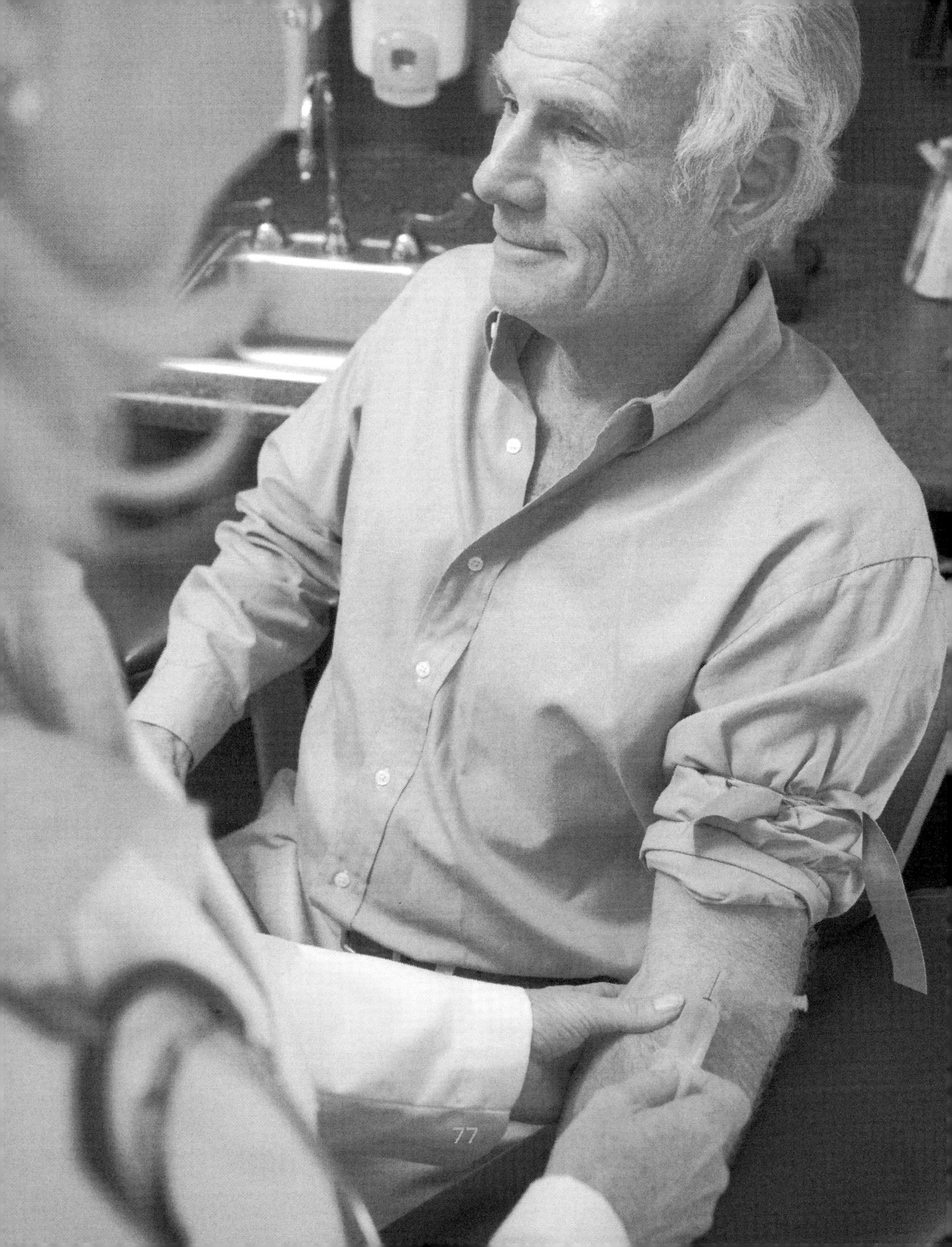

Da der Körper dieses bei Bedarf produziert, weist eine niedrige Menge nicht zwingend auf ein Defizit an Cholecalciferol hin.

Als sicherer erweist sich das Messen des 25-(OH)-Vitamin-D3. Der Einzeltest ermöglicht eine exakte Diagnose eines Calciol-Mangels. Den gemessenen Wert drücken die Mediziner mit dem Vitamin-D3-Spiegel aus.

Eine optimale Versorgung weisen Personen auf, deren Cholecalciferol-Spiegel zwischen 40 und 60 Nanogramm pro Milliliter liegt. Erkennen die Untersuchten nach der Messung eine Mangelerscheinung, kommt eine Anfangstherapie infrage. Dabei nehmen sie Calciol-Supplemente in erhöhter Dosis zu sich, um den Vitamin-D3-Spiegel bis zum Normbereich zu erhöhen. Um eine Überdosierung zu vermeiden, führen die Patienten die Therapie besser unter ärztlicher Aufsicht durch.

Für wen eignet sich ein Vitamin-D3-Test?

Für alle Menschen lohnt es sich, den körpereigenen Vitamin-D3-Spiegel in Erfahrung zu bringen. Zudem existieren Personengruppen, denen ich explizit zu einem entsprechenden Test rate:

- Schichtarbeiter,
- Menschen mit Übergewicht,
- Personen, die sich viel in geschlossenen Räumen aufhalten,
- Senioren
- und bettlägerige Patienten.

Wann führen die Betroffenen den Test durch

Für einen Vitamin-D3-Test existieren keine zeitlichen Begrenzungen. Die Patienten führen ihn bei Bedarf zu jeder Jahreszeit durch. Dabei achten sie auf die saisonalen Schwankungen. Beispielsweise weist ein Wert von 30 Nanogramm pro Milliliter im Sommer auf eine Unterversorgung hin, in der kalten Jahreszeit deutet der Wert auf einen soliden Körperspeicher hin und gilt als ungefährlich. Über den Winter findet keine körpereigene Vitamin-D3-Produktion statt. Ausschließlich von Calciol aus der Nahrung und Präparaten sowie dem Körperspeicher zehrt der menschliche Organismus.

Der Tiefpunkt der Cholecalciferol-Versorgung ist im März. Misst der Arzt den Vitamin-D3-Spiegel seines Patienten zu dem Zeitpunkt, zeigt sich, ob die Calciol-Aufnahme im Sommer ausreichend war. Bei einer Messung im Oktober erreicht der Vitamin-D3-Wert den Höhepunkt.

Das liegt an dem Umstand, dass der Körper über den Sommer körpereigenes Cholecalciferol unter Einfluss der Sonnenstrahlen bildete. Existiert Anfang Oktober bereits ein Vitamin-D3-Mangel, reicht der Körperspeicher über die Wintermonate nicht aus. Nehmen die Patienten Calciol-Supplemente ein, verfälscht deren Konsum den Vitamin-D3-Test. Zwischen dem Verzehr der Präparate und der Untersuchung liegt im besten Fall ein Abstand von acht Wochen.

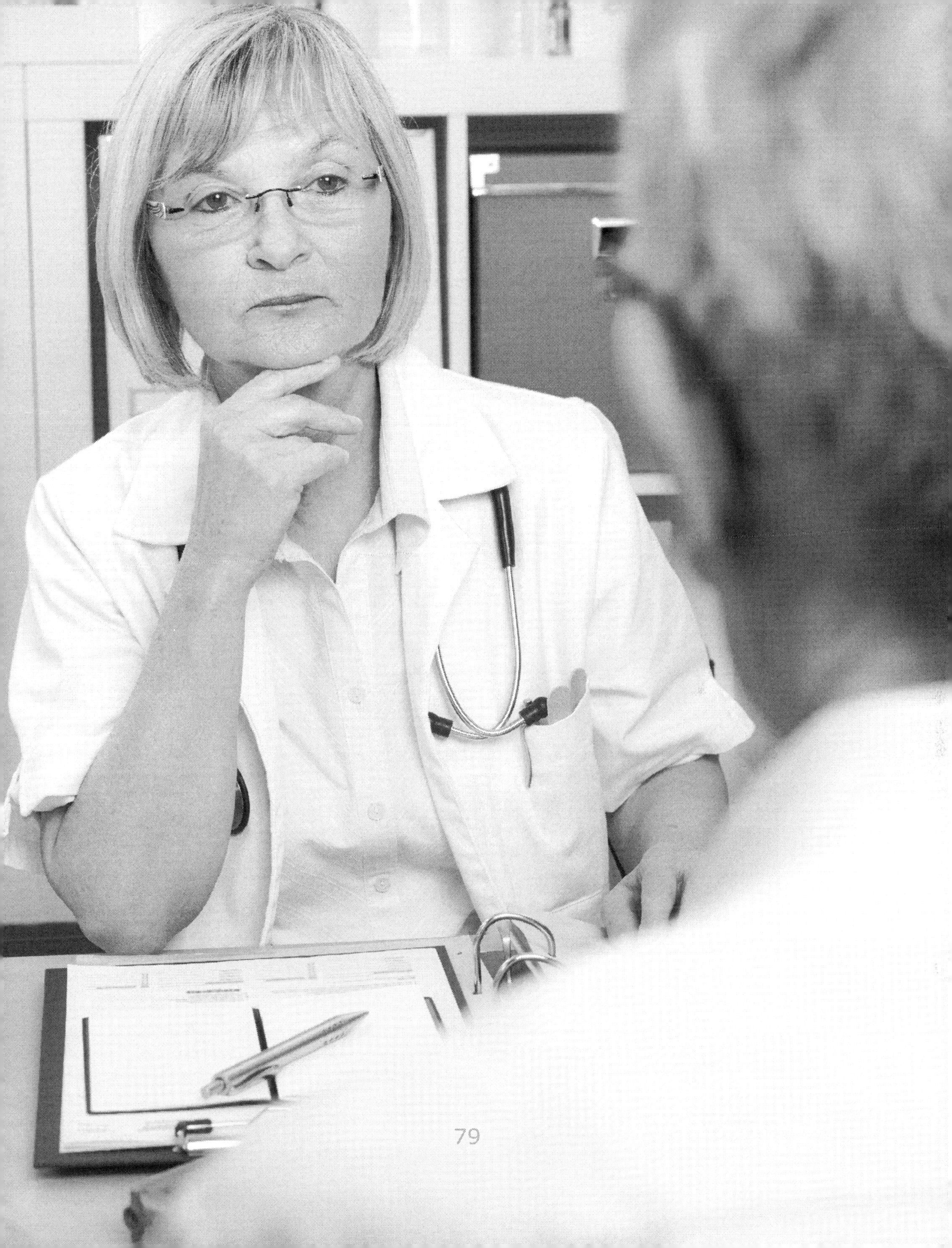

Der Vitamin-D3-Test beim Hausarzt

Der Arzt führt den Vitamin-D3-Test auf Wunsch der Patienten durch. Die Kosten liegen im Schnitt bei 20 Euro. Hierbei gilt es zu beachten, dass die Krankenkassen die Gebühren ausschließlich bei einer medizinischen Indikation tragen. Um den Vitamin-D3-Spiegel des Untersuchten zu ermitteln, nimmt der Mediziner diesem Blut ab. Danach erfolgt die Analyse im Labor. Im Regelfall erhalten die Patienten das Ergebnis innerhalb von drei bis sieben Tagen.

Der Vitamin-D3-Test für zu Hause

Des Weiteren existiert die Möglichkeit, einen Vitamin-D3-Test-Kit für den privaten Gebrauch zu erwerben. Diesen bestellen die Patienten beispielsweise in einer Online-Apotheke oder in einem gängigen Onlineshop. Mit einer feinen Nadel stechen sie sich in die Fingerkuppe, sodass Blut tropft. Dieses fangen sie mit einem Röhrchen auf und verschicken es an das Partnerlabor des jeweiligen Test-Kit-Herstellers. Die erhaltenen Werte bekommen die Betroffenen innerhalb weniger Tage online oder per Post zugestellt. Im Regelfall kostet ein Vitamin-D3-Test für zu Hause ab ca. 30 Euro.

www.vitamindmangel.net

2. Der Vitamin-D-Spiegel-Online-Test

Wünscht der Leser herauszufinden, ob Notwendigkeit für einen Vitamin-D3-Test besteht, besteht die Option, den Vitamin-D-Spiegel-Online-Test durchzuführen. Hierbei handelt es sich um eine Befragung, die aus Basis- und Detailfragen besteht. Der Facharzt für Allgemeinmedizin, Dr. med. Raimund von Helden, stellt den Online-Test auf der Internetseite

www.vitamindmangel.net/vitamindspiegel-online-test.html

zur Verfügung.

Die Basisfragen beschäftigen sich mit dem Lebenswandel der Patienten. Beispielsweise tragen die Nutzer ein, ob sie rauchen oder das Solarium besuchen. Zudem geben sie ein, ob sie sich sonnen und Vitamin-D3-Präparate einnehmen. Hierbei beziehen sich die Fragen ausschließlich auf die letzten zwölf Monate. Nach der Beantwortung gelangen die Verbraucher zu den Detail-Fragen. Hier geben sie Auskunft über ihre Maße sowie den Hauttyp. Ebenfalls stehen beispielsweise die Essgewohnheiten im Mittelpunkt. Anhand einer Skala bewerten die Patienten, wie viel Prozent ihres Körpers sie mit Sonnencreme einreiben. Danach erfolgt die Berechnung der Ergebnisse.

Um diese zu lesen, geben die Nutzer ihre E-Mail-Adresse und ihren Vornamen an. Der Online-Test ersetzt jedoch keinen Vitamin-D3-Test, dessen Auswertung in einem Labor erfolgt. Demnach ermöglicht ausschließlich die ärztliche Diagnostik die exakte Bestimmung des körpereigenen Vitamin-D3-Spiegels.

3. Vitamin-D-Spiegel-Test und Blutwerte bestimmen beim Arzt

Den Vitamin-D3-Spiegel beim Hausarzt bestimmen zu lassen, kostet die Patienten im Regelfall 20 bis 25 Euro. Die Krankenkassen tragen die Gebühr nur bei der Feststellung eines Vitamin-D3-Mangels. Einige Ärzte sehen die entsprechende Untersuchung als unnötig an. Jedoch verweigern sie sich dem ausdrücklichen Wunsch ihrer Behandelten nicht. Der Vitamin-D3-Test geht mit einer Blutentnahme einher. Aus dem Grund empfehle ich, den Termin in den Morgenstunden zu vereinbaren. Dadurch fällt es den Betroffenen leichter, bis nach dem Blutentnehmen nüchtern zu bleiben. Das heißt, sie nehmen keine Speisen und Getränke – mit Ausnahme von Wasser – zu sich.

Nehmen die Patienten Medikamente ein, informieren sie ihren Hausarzt darüber. Spezielle Arzneien beeinträchtigen die Blutwerte, sodass eine fehlerhafte Diagnose als Folge eintritt. Bei dem Vitamin-D-Test beim Arzt entnimmt dieser im Regelfall eine Ampulle Blut aus der Armbeuge. Damit sich die Venen nicht zusammenziehen, achten die Untersuchten darauf, bei kühleren Temperaturen die Arme zu bedecken. Damit profitieren sie von einem guten Blutfluss, sodass die Blutabnahme reibungslos funktioniert. Nach der Entnahme der lebenswichtigen Flüssigkeit schickt der Mediziner sie an ein Labor. In einigen Fällen besitzt die Praxis selbst eine labortechnische Ausrüstung.

Die Auswertung liegt in der Regel zwei bis sieben Tage nach der Blutentnahme vor. Hierbei bestimmt die Auslastung des Labors über den Zeitraum. Beim Messen des Vitamin-D3-Spiegels kommen in der heutigen Zeit (Stand 2016) zwei unterschiedliche Einheiten zum Einsatz: Nanogramm je Milliliter und Nanomol je Liter.

Interpretation der Vitamin-D3-Werte:

· **Mangel:**
unter 20 Nanogramm pro Milliliter (entspricht 50 Nanomol je Liter),

· **Unterversorgung:**
20 bis 30 Nanogramm pro Milliliter (entspricht 50 bis 75 Nanomol je Liter),

· **guter Normwert:**
30 bis 60 Nanogramm pro Milliliter (entspricht 75 bis 150 Nanomol pro Liter),

· **hoher Wert:**
60 bis 90 Nanogramm je Milliliter (entspricht 150 bis 225 Nanomol je Liter),

· **Überversorgung:**
90 bis 150 Nanogramm je Milliliter (entspricht 225 bis 374 Nanomol je Liter),

· **Vitamin-D-Vergiftung:**
über 150 Nanogramm pro Milliliter (entspricht über 374 Nanomol pro Liter).

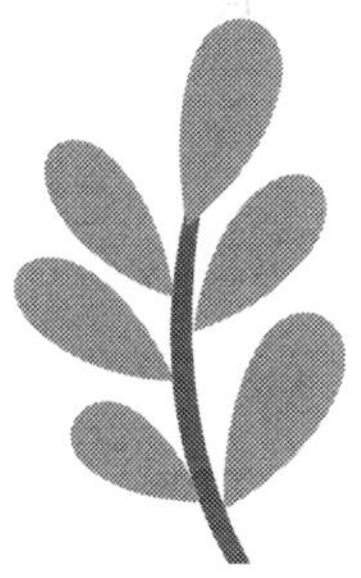

Nach der Auswertung des Vitamin-D3-Spiegels gibt die Vielzahl der Ärzte eine individuelle Empfehlung. Damit gelingt es den Behandelten, eine ausreichende Cholecalciferol-Versorgung sicherzustellen.

Findet bei den Betroffenen eine Blutuntersuchung aus anderen Gründen statt, besteht die Möglichkeit, nach einer zusätzlichen Vitamin-D3-Bestimmung zu fragen. Auf die Weise sparen die Patienten die Test-Gebühr.

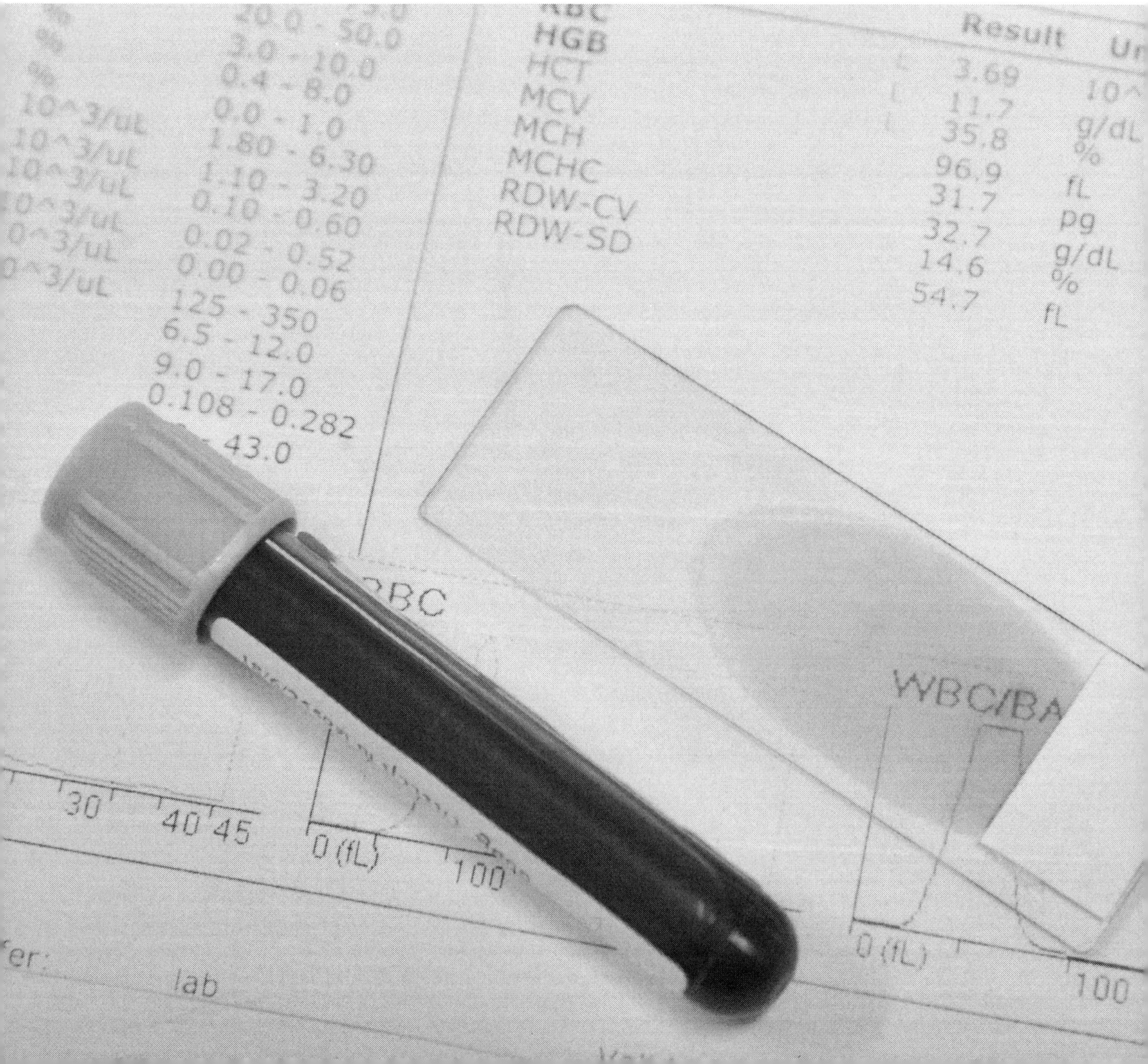

Wir möchten Ihnen hier redaktionell den Vitamin-D-Test von cerascreen vorstellen, weil wir persönlich sehr gute Erfahrungen damit gemacht haben, dies sind aber unsere ganz persönlichen Ansichten die nicht durch cerascreen beinflusst worden sind.

4. Der Vitamin-D-Heimtest von cerascreen®

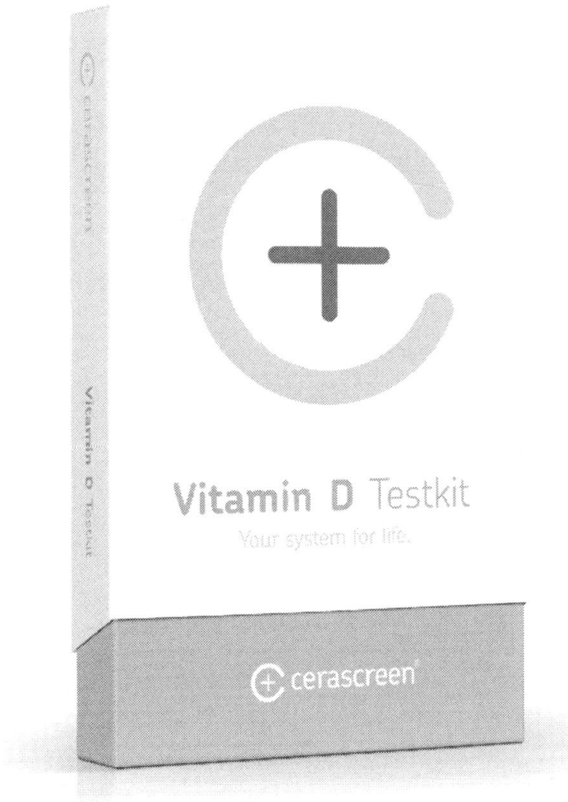

Mit einem Vitamin-D3-Heimtest der Firma cerascreen GmbH können die Patienten von mehreren Vorteilen profitieren. Sie bestimmen ihren Vitamin-D3-Spiegel bequem in den eigenen vier Wänden. Dadurch erreichen sie eine deutliche Zeitersparnis, da lange Wartezeiten beim Arzt ausbleiben. Führen sie den Test nicht durch, besteht die Möglichkeit, ihn bis zu 120 Tagen nach dem Kauf zurückzuschicken. Dabei fallen keine Versandkosten an. Das bedeutet, die Nutzer schicken ihn kostenfrei an das Labor oder zurück zum Hersteller.

Wenden sie das Test-Kit an, gelangt die entnommene Blutprobe zu fachlich kompetenten Labormitarbeitern. Diese kümmern sich um die Auswertung. Den Heimtest erwerben die Nutzer direkt auf der Seite cerascreen.de, in einer Online-Apotheke oder in einem der gängigen Onlineshops. Zudem finden sich die Test-Kits in medizinischen Fachgeschäften und regulären Apotheken.

Wie läuft der Vitamin-D3-Heimtest ab?

Das Test-Kit besteht aus:

- einem Set zur Blutentnahme,
- einem Auffangröhrchen,
- einer ausführlichen Anleitung
- und einem Beutel.

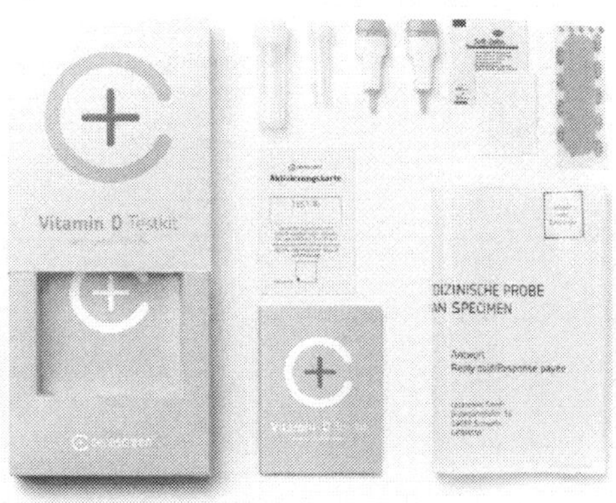

Hier finden Sie den www.vitamindmangel.net/vi

Bevor die Patienten den Vitamin-D3-Test zu Hause durchführen, waschen sie ihre Hände gründlich. Dadurch minimieren sie das Risiko, dass bei der Blutabnahme Bakterien in die Wunde gelangen. Nach der Desinfektion öffnen sie das Set zur Blutentnahme. Eine feine Nadel befindet sich in einer sterilen Verpackung. Die Verbraucher stechen mit der Nadel in ihre Fingerkuppe, bis mehrere Tropfen Blut zum Vorschein kommen. In einigen Fällen sind dafür mehrere Stiche nötig, um eine ausreichende Blutmenge zu erhalten.

Die Blutstropfen träufeln die Nutzer in das geöffnete Röhrchen und verschließen dieses im Anschluss. Danach kommt es in den beiliegenden Beutel, der einen sicheren Transport gewährleistet. Die Blutprobe senden die Patienten an das Partnerlabor des Test-Herstellers. Nach der labortechnischen Untersuchung, erhalten die Käufer ihre Testergebnisse innerhalb von zwei bis drei Tagen.

Die gemessenen Werte stellen die Labormitarbeiter online und per Post zu. Des Weiteren bekommen die Verbraucher eine individuelle Empfehlung, um ihren Vitamin-D3-Spiegel zu optimieren. Diese steht im Kundenbereich der Website cerascreen.de.

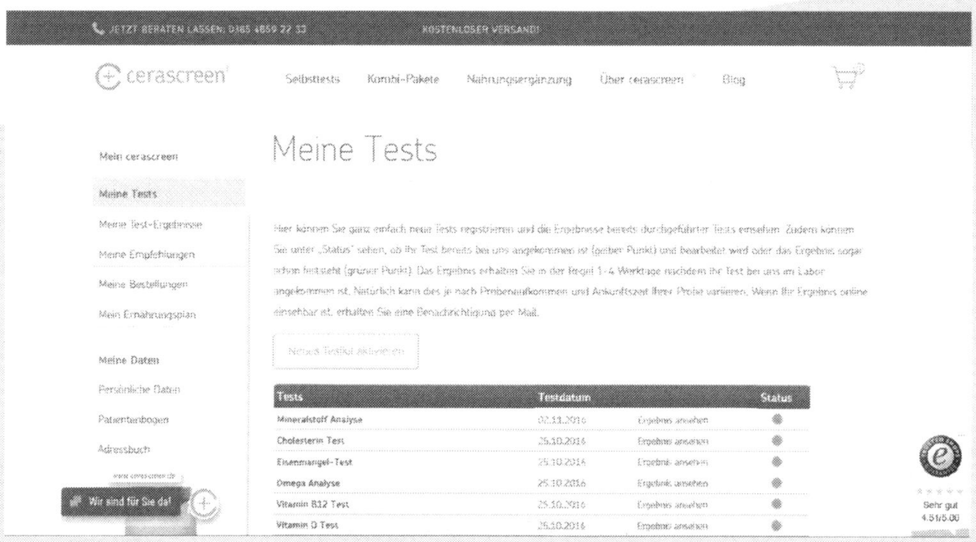

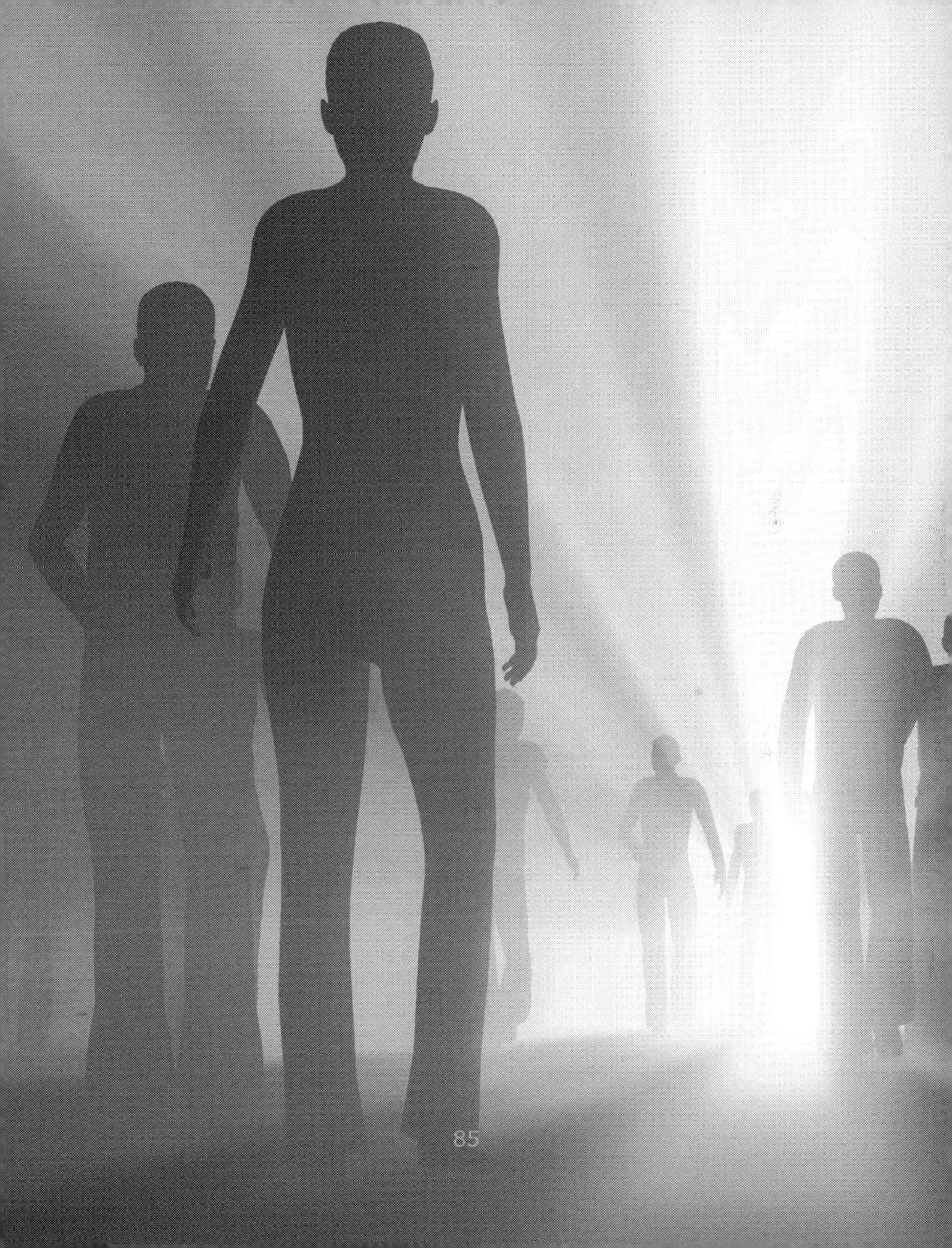

Vitamin-D-Präparate & Nahrungsergänzung

1. Eine kurze Einleitung

In der Nahrung befindet sich nur eine geringe Menge an Vitamin D3. Sie reicht nicht aus, um den täglichen Bedarf an dem Cholecalciferol zu decken. Daher lohnt es sich für die Patienten, vorwiegend in der kalten Jahreszeit auf Calciol-Präparate zurückzugreifen. Hierbei handelt es sich um Tabletten, Kapseln oder Tropfen, die eine bestimmte Konzentration des Vitamin D3 enthalten. Die einzelnen Supplemente unterscheiden sich anhand spezieller Gesichtspunkte.

Dazu gehören:

- Der Wirkstoff,
- die Dosierung,
- die Darreichungsform
- und die Zusammensetzung.

Der Wirkstoff Vitamin D – Calciferol genannt – unterteilt sich in drei Alternativen. Dazu gehört das pflanzliche Vitamin D2, das sich in der Fachsprache Ergocalciferol nennt. Zudem existiert das vegane Vitamin D3 und das reguläre Vitamin D3. Letzteres kommt vorwiegend in tierischen Produkten vor. Auf diesen Aspekt gehe ich in dem folgenden Kapitel explizit ein. Die Dosierung der einzelnen Präparate schwankt zwischen 400 und 20.000 Internationalen Einheiten. Vorrangig das Vitamin D3 in Tropfenform ermöglicht es, flexibel zu dosieren.

Damit bestimmen die Patienten eigenständig über die Konzentration an Calciol, die sie ihrem Körper täglich zuführen. Beispielsweise besteht die Option, die Dosis in den Wintermonaten zu erhöhen. Da eine körpereigene Cholecalciferol-Synthese durch Einfluss der Sonne in Mitteleuropa nicht möglich ist, spielen die Supplemente im Winter eine wesentliche Rolle. Beim Kauf der Präparate achten die Patienten auf deren Zusammensetzung. Beispielsweise befinden sich in den Calciol-Tabletten zusätzliche Inhaltsstoffe wie Färbemittel. Vorzugsweise konsumieren die interessierten Personen Supplemente, die relevante Nährstoffe enthalten. Zu diesen gehören als Beispiele Kalzium und das Vitamin K.

Das Ergocalciferol oder das Cholecalciferol?

Wie ich bereits erklärte, existiert das Calciferol in zwei unterschiedlichen Formen. Dabei kommt das Vitamin D2 vorrangig in Pflanzen vor. Speziell Pilze enthalten das Ergocalciferol. Vitamin D3 entstammt im Regelfall tierischen Produkten – beispielsweise Hühnereiern oder Milchprodukten.

Jedoch gibt es eine vegane Alternative, von der Vegetarier und Veganer profitieren. Der Grund, dass sich Cholecalciferol als Wirkstoff durchsetzte, liegt in der geringeren Wirksamkeit des Vitamin D2. Dieses bindet sich auf eine andere Weise im Blut, sodass als Folge eine schlechtere Verwertung entsteht.

Das belegt die Studie "Evidence that vitamin D3 increases serum 25-hydroxyvitamin D more efficiently than does vitamin D2". Trang HM et al. veröffentlichten die Publikation im Jahr 1998.[37]

Des Weiteren belegt eine Studie der Wissenschaftler Armas LA, Hollis BW und Heaney RP, dass Ergocalciferol im Vergleich zu Vitamin D3 ineffektiv ist.[38]

Aus dem Grund gilt das Calciol als empfehlenswerter Wirkstoff. Das bedeutet jedoch nicht, dass sich Vitamin D2 nicht eignet, um einer Mangelerscheinung vorzubeugen. Bevor das vegane Vitamin D3 auf den Markt kam, galt das Ergocalciferol als Alternative für Menschen, die auf den Verzehr tierischer Produkte verzichten. Durch die Entdeckung des pflanzlichen Calciols verliert das Vitamin D2 jedoch zunehmend an Beliebtheit.

Woraus bestehen die Vitamin-D3-Präparate?

Das in der heutigen Zeit verwendete Vitamin D3 stammt aus einem tierischen Erzeugnis, das sich Lanolin nennt. Der Begriff bezeichnet Wollwachs oder Wollfett. Das Wollwachs entstammt den Talgdrüsen des Schafes und setzt sich als zähflüssiges Sekret in der Wolle fest. Aus dieser erfolgt die Extraration. Dagegen kommt das pflanzliche Cholecalciferol von einer speziellen Flechtenart. Dadurch besteht auch für Veganer die Möglichkeit, den körpereigenen Vitamin-D3-Spiegel durch Supplemente zu optimieren.

Welche Dosierung eignet sich bei Calciol-Präparaten?

Die Dosierung der Supplemente hängt von der Vitamin-D3-Menge ab, welche die Patienten eigenständig durch Einfluss des ultravioletten Lichts bilden. Menschen, die sich vorwiegend in geschlossenen Räumen aufhalten, brauchen im Regelfall eine höhere Dosierung. Zudem empfehle ich, auch im Sommer Cholecalciferol-Präparate zu konsumieren. Hier liegt die tägliche Dosis zwischen 400 und 1.000 Internationalen Einheiten an einem Tag. Zwischen Oktober und März lässt die geringe Sonneneinstrahlung in Deutschland keine körpereigene Vitamin-D3-Produktion zu. Daher profitieren alle Nutzer von der zusätzlichen Einnahme von Calciol-Supplementen.

Zu dem Schluss kommt eine Untersuchung der Forscher Webb AR et al. aus dem Jahr 1988 mit dem Titel "Influence of season and latitude on the cutaneous synthesis of vitamin D3: exposure to winter sunlight in Boston and Edmonton will not promote vitamin D3 synthesis in human skin" Die Veröffentlichung der Untersuchung erfolgte im November 2004..[39]
Im Winter liegt die empfohlene Tagesdosierung bei 2.000 bis 4.000 Internationalen Einheiten. Diese Werte veröffentlichte die amerikanische Endocrina Society.

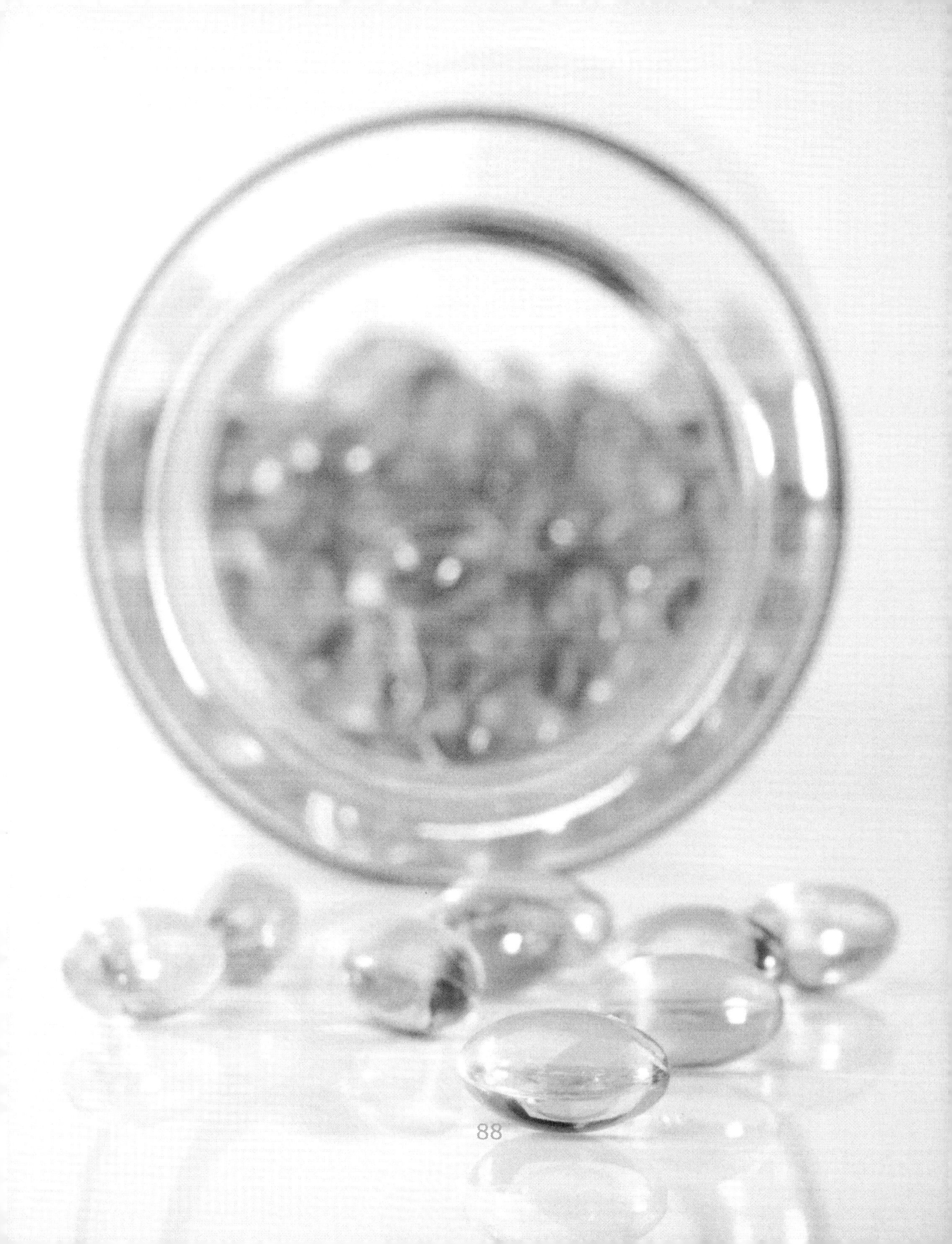

Die Darreichungsform der Präparate

Bereits in Kapitel Zwei des Buches ging ich auf die verschiedenen Darreichungsformen der Vitamin-D3-Präparate ein. Nun möchte ich das Thema vertiefen und die einzelnen Variationen explizit vorstellen. Das Cholecalciferol besteht als ein fettlösliches Vitamin, sodass die Absorption ausschließlich in Verbindung mit Öl oder Fett stattfindet. Daher gibt die Vielzahl der Patienten dem Vitamin-D3-Öl den Vorzug.

In einer vergleichenden Studie bewiesen die Wissenschaftler, dass Vitamin-D3-Tropfen die beste Wirksamkeit zeigen. Bei der gleichen Dosierung erwies sich die Aufnahme der Calciol-Tabletten als deutlich geringer.

Die Studie "Impact of vitamin D3 dietary supplement matrix on clinical response" fand bereits in einem vorherigen Kapitel Erwähnung. Sie stammt von Traub ML et al.
Nachlesen kann man sie auf:
(PubMed I J Clin Endocrinol Metab. 2014 Aug;99(8):2720-8. doi: 10.1210/jc.2013-3162. Epub 2014 Mar 31.).

Die Vitamin-D3-Tropfen präsentieren sich bereits in gelöster Form in einem natürlichen Öl. Vorwiegend kommt zu dem Zweck Kokosöl zum Einsatz. Der Vorteil besteht darin, dass die Präparate kaum zusätzliche Stoffe enthalten. Dadurch zeigen sich die Calciol-Tropfen rein und bekömmlich. Der Organismus nimmt sie ohne Schwierigkeiten auf. Des Weiteren besteht die Option einer flexiblen Dosierung. Das bedeutet, die Patienten passen ihre Tagesdosis dem jeweiligen Bedarf problemlos an.

Jedoch besitzt das Cholecalciferol-Öl im Vergleich zu anderen Darreichungsformen eine geringe Haltbarkeit. Daher bewährt es sich, kleinere Packungen des Nahrungsergänzungsmittels zu erwerben. Die Vitamin-D3-Tabletten lösen die Patienten bei Bedarf in einem Glas Wasser auf. Vorwiegend Personen, denen das Schlucken von Tabletten Schwierigkeiten bereitet, profitieren von der Maßnahme. Die Mehrzahl der Vitamin-D3-Tabletten verfügt über die MCT's. Die Abkürzung bezeichnet mittelkettige Triglyceride, die sich in Form von Ölen zeigen. Im Vergleich zu Pflanzenölen gewährleisten die raffinierten Öle ausschließlich eine geringe Aufnahme des Cholecalciferols. Zudem enthalten die Tabletten zusätzliche Inhaltsstoffe, zu denen beispielsweise Geschmacksstoffe und das Magnesiumstearat gehören.

Abhängig vom Stoffwechsel der Patienten führen die Zusatzstoffe im schlimmsten Fall zu einer verhinderten Aufnahme des Vitamin D3. Ein weiterer Nachteil besteht darin, dass sich die Nano-Partikel, die sich in den Präparaten befinden, als gesundheitsbedenklich erweisen. Eine explizite Erforschung von deren Auswirkungen existiert derzeit (Stand September 2016) nicht.
Eine gute Alternative zu den Tabletten stellen die Vitamin-D3-Kapseln dar. Sie bestehen aus Cellulose und dem wichtigen Calciol, sodass sie ebenso wie die Tropfen als rein gelten. Einige der Kapseln beinhalten die mittelkettigen Triglyceride. Möchten die Patienten darauf verzichten, wählen sie Supplemente der Darreichungsform, denen der Zusatzstoff fehlt.

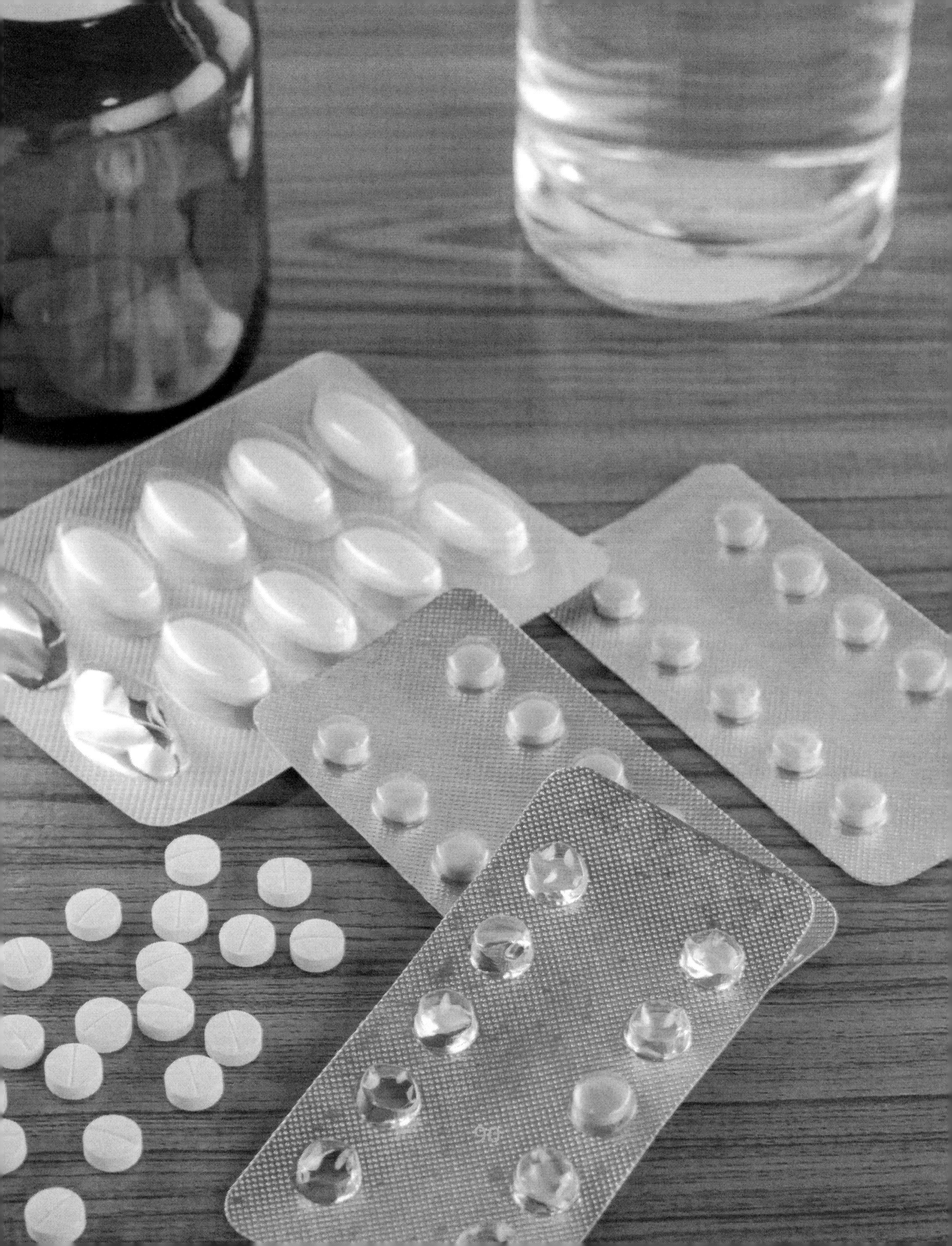

Um die Aufnahme des Cholecalciferols bei der Einnahme der Kapseln zu fördern, konsumieren die Nutzer diese mit einem Löffel Kokos- oder Olivenöl. Ebenso besteht die Möglichkeit, die Präparate in Verbindung mit Wasser einzunehmen. Zu den Kapseln gehören die Softgel-Supplemente. Die gummiartigen, in der Regel eiförmigen Präparate beinhalten neben dem Vitamin D3 eine ölige Lösung. Weitere zusätzliche Stoffe befinden sich nicht in den Weichkapseln. Jedoch besteht deren Hülle aus Gelatine, die ein tierisches Produkt darstellt. Das bedeutet, dass sich die Weichkapseln nicht für Veganer und Vegetarier eignen.

Rezeptpflichtige und rezeptfreie Präparate

Die Calciol-Supplemente unterscheiden sich aufgrund ihrer Verkaufsform. Die Patienten erhalten die Präparate beispielsweise frei im Handel. Hierbei handelt es sich um Nahrungsergänzungsmittel. Zudem existieren apotheken- oder verschreibungspflichtige Supplemente. Erstere bekommen die Kunden in einer Apotheke, Letztere verschreibt ausschließlich der Hausarzt. Der Unterschied zwischen den Präparaten besteht in ihrer Dosierung. Im Regelfall enthalten die Nahrungsergänzungsmittel pro Kapsel oder Tablette 1.000 Internationale Einheiten. Das gilt als die empfohlene Tagesverzehrmenge.

Präparate mit einer höheren Konzentration gelten als Medikamente. Das bedeutet, sie gehören nicht zu den frei verkäuflichen Supplementen. Hochdosierte Nahrungsergänzungsmittel stammen als Grauimporte aus den Niederlanden oder den Vereinigten Staaten. Von deren Verzehr rate ich ab, da eine Überdosierung auf die Dauer zu gesundheitlichen Risiken führt. Denken die Patienten über eine Anfangstherapie – das Auffüllen der Körperspeicher nach einem Mangel – nach, wenden sie sich an ihren Arzt. Dieser informiert sie über die geeignete Dosierung und unterstützt die Behandlung.

Existieren Nebenwirkungen der Supplemente?

Halten sich die Konsumenten an die empfohlene Tagesmenge, kommt es bei der Einnahme der Vitamin-D3-Präparate zu keinen Nebenwirkungen. Jedoch führt deren Zufuhr zu einem erhöhten Bedarf an Magnesium und dem Vitamin K2. Verwenden die Betroffenen Präparate, die kein Magnesium enthalten, führt der erhöhte Verbrauch unter Umständen zu einem Magnesiummangel. Speziell Menschen, die bereits an einer Unterversorgung mit dem Mineralstoff leiden, gehören zu der Risikogruppe. Daher bewährt es sich, die Cholecalciferol-Präparate in Kombination mit Magnesium-Supplementen einzunehmen.

Des Weiteren kann die Einnahme der Vitamin-D3-Präparate zu einem Vitamin-K2-Mangel führen. Fehlt dieses im menschlichen Organismus, entstehen über einen längeren Zeitraum Verkalkungen der Gefäße. Die gesundheitliche Komplikation führt im schlimmsten Fall zu Nierensteinen, geschädigten Organen, einem Herzinfarkt oder einem Schlaganfall. Um die Risiken zu vermeiden, konsumieren die Patienten Vitamin-D3-Präparate, die Vitamin K2 beinhalten. Letzteres gibt es in unterschiedlichen Formen. Dabei erweist sich das natürliche Vitamin K2 MK7 aus Natto als empfehlenswerte Variante. Im Gegensatz zum synthetisch produzierten MK4 verwertet der Körper das natürliche Vitamin besser.

2. Das Geschäft mit wirkungslosen Ergänzungsmitteln

Auf dem freien Markt befindet sich eine Vielzahl von Nahrungsergänzungsmitteln, die das Cholecalciferol enthalten. Nicht jedes Präparat erfüllt jedoch seine versprochene Wirkung. Unseriöse Händler versuchen, mit wirkungslosen Ergänzungsmitteln Geld zu verdienen. In den entsprechenden Supplementen befindet sich beispielsweise eine unzureichende Dosis Calciol.

Ebenso besteht die Möglichkeit, dass die eigentliche Dosierung nicht der Kennzeichnung auf der Verpackung entspricht. Um einen Fehlkauf zu vermeiden, bewährt es sich, den Hausarzt bei der Wahl der Supplemente um Rat zu bitten.

Zusätzlich bietet die Stiftung Warentest auf der Internetseite:

www.test.de/Vitamin-D-Pillen-statt-Sonne-wann-sie-sinnvoll-sind-4900838-4900843/

eine Übersicht über getestete Vitamin-D3-Präparate an.

3. Vitamin-D3-Tabletten in der Normal-Dosierung

Die Vitamin-D3-Eigensynthese in der Haut deckt 80 bis 90 Prozent des täglichen Bedarfs. Die Voraussetzung ist, dass die Patienten 15 bis 20 Minuten im Sonnenlicht verbringen. In der kalten Jahreszeit findet die körpereigene Produktion des Cholecalciferols nicht statt. Daher besteht die Notwendigkeit, den Calciol-Bedarf durch Nahrungsergänzungsmittel zu decken. Aber welche Vitamin-D3-Präparate erfüllen bei einer normalen Dosierung ihren gesundheitsdienlichen Zweck? Auf der Internetseite oekotest.de veröffentlichte Öko-Test im Jahr 2013 einen Vergleich einzelner Calciol-Supplemente.

Dafür erwarben die Tester neun Vitamin-D-Monopräparate. Fünf gehörten zu den apothekenpflichtigen Arzneimitteln, vier zu den frei erhältlichen Nahrungsergänzungsmitteln. Der wissenschaftliche Berater, Professor Manfred Schubert-Zsilavecz untersuchte die Präparate.
Dabei schnitten vorrangig die apothekenpflichtigen Supplemente im Test mit den Prädikaten "gut" und "sehr gut" ab. Bei ihnen lag die durchschnittliche Konzentration des Vitamin D3 zwischen zehn und 25 Mikrogramm. Zu den untersuchten Nahrungsergänzungsmitteln gehört das Produkt Now Vitamin D-3. In den Weichkapseln befanden sich 5.000 Internationale Einheiten Calciol.

Daher eignen sich die Softgel-Supplemente vorrangig für eine Anfangstherapie.

Ebenfalls befanden sich die Produkte Sanct Bernhard Vitamin-D-Mono-Tabletten und Vitamin D3 Pharma Nord D-Pearls im Test. Beide Nahrungsergänzungsmittel liegen in Kapselform mit einer Dosierung von 20 Mikrogramm vor. Damit decken sie den täglichen Bedarf von zehn Mikrogramm und erhöhen zusätzlich den körpereigenen Vitamin-D3-Spiegel. Auch diese Präparate eignen sich vorrangig für eine Anfangstherapie.

4. Tabletten & Tropfen für hochdosierte Vitamin-D3-Einnahme

Einige Vitamin-D3-Präparate verfügen über eine hohe Dosierung. Jedoch gilt zu bedenken, dass eine dauerhafte Einnahme von mehr als 4.000 Internationalen Einheiten pro Tag keine besseren Erfolge bringt. Das heißt, dass ein sehr hoher Vitamin-D3-Spiegel keinen Effekt auf die Gesundheit besitzt.

Die Anfangstherapie führen die Patienten besser unter Aufsicht ihres Arztes durch. Vorwiegend zeigen sich die hoch dosierten Supplemente für ein schnelles Auffüllen der Körperspeicher sinnvoll. Die jeweiligen Präparate nehmen die Betroffenen nur über einen kurzen Zeitraum.

Beispielsweise konsumieren die Nutzer acht Wochen lang täglich 10.000 Internationale Einheiten des Cholecalciferols. Bei einer Konzentration von 20.000 Internationalen Einheiten verkürzt sich die Einnahmezeit auf einen Monat. Verwenden die Kunden wöchentlich 50.000 Internationale Einheiten, reicht ebenfalls ein Zeitraum von acht Wochen aus.

Ähnlich verhält es sich mit einer monatlichen Vitamin-D3-Dosierung von 200.000 Internationalen Einheiten.

Auf eine einmalige Superdosis von 50.000 Internationalen Einheiten verzichten die Betroffenen. Durch die Überdosierung kommt es zu einer negativen Beeinflussung des körpereigenen Nährstoffgleichgewichts. Einzig Personen, die an einem Calciol-Mangel leiden, nehmen einmalig 50.000 Internationale Einheiten zu sich. Danach folgt die tägliche Einnahme von 10.000 Internationalen Einheiten über einen Zeitraum von vier bis sechs Wochen.

Die genannte Dosierung dient lediglich als Beispiel. Die explizite Konzentration des Cholecalciferols richtet sich nach der Schwere der Mangelerscheinung.

Wir raten Ihnen dringlich von einer Selbstbehandlung ab - Patienten sollten eine Einnahme immer mit Ihrem Arzt absprechen.

Vor Beginn der Therapie lohnt es sich, den körpereigenen Vitamin-D3-Spiegel in Erfahrung zu bringen.

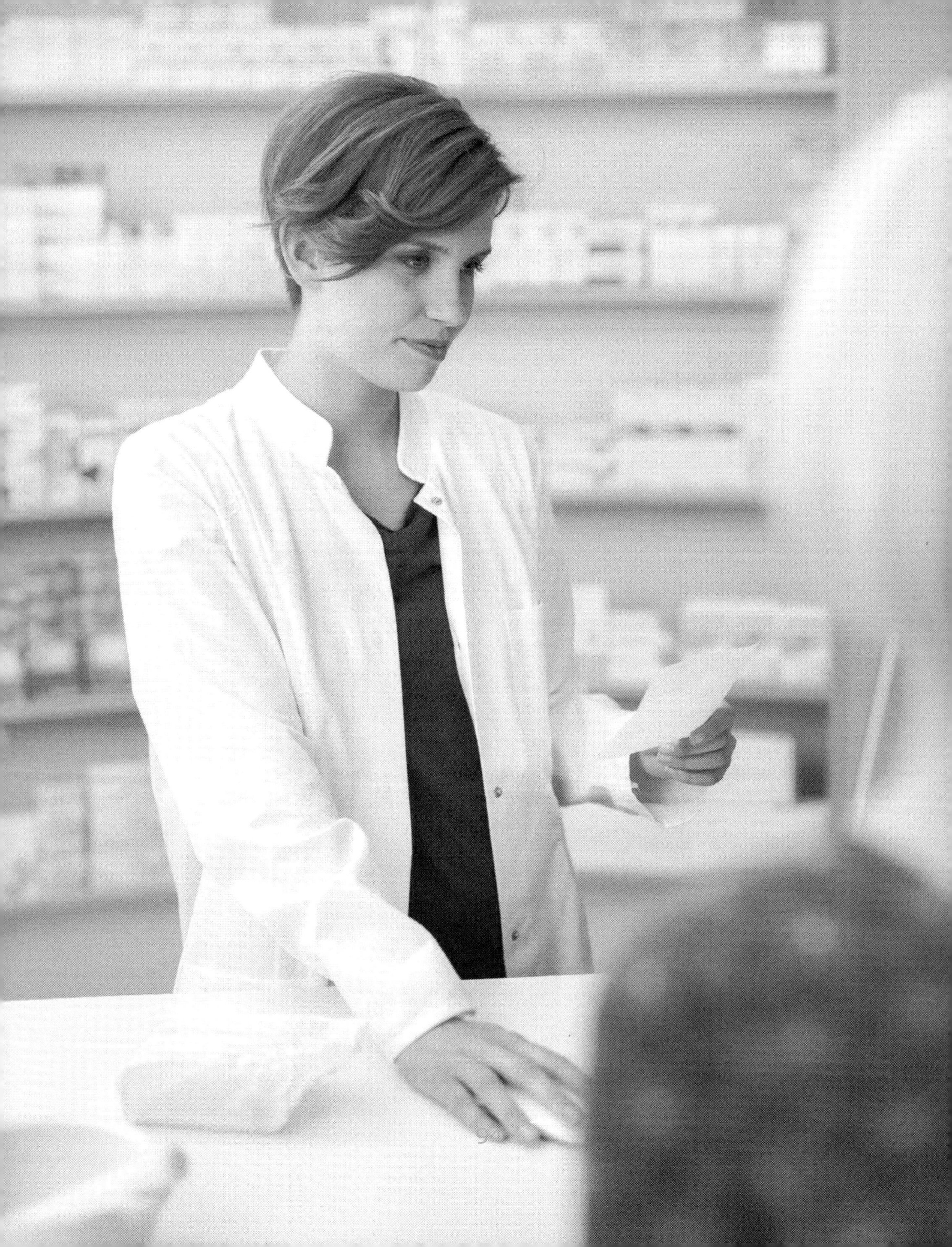

Gesunde Ernährung mit Vit-D

1. Eine kurze Einleitung

Das relevante Vitamin D befindet sich gleichermaßen in tierischen und pflanzlichen Lebensmitteln. Jedoch kommt es in zwei unterschiedlichen chemischen Formen vor. In Lebensmitteln, die vom Tier stammen, besteht das Calciferol als Cholecalciferol, das Vitamin D3. Pflanzliche Nahrungsmittel enthalten das Ergocalciferol, das Vitamin D2. Bei Letzterem besteht die Notwendigkeit, es in das Calciol umzuwandeln. Demnach weisen beide Varianten des Calciferols einen gesundheitsfördernden Effekt auf den menschlichen Organismus auf. Da bei dem Vitamin D3 eine direkte Verwertung vorliegt, profitieren die Patienten hierbei von einer besseren Wirksamkeit.

Auch die bessere Bindung an die Transportmoleküle macht das Calciol zur bevorzugten Form des Calciferols. Das belegt die Studie "Evidence that vitamin D3 increases serum 25-hydroxyvitamin D more efficiently than does vitamin D2". [40]

Bei der Aufnahme von Cholecalciferol über die Nahrung gilt es, zu bedenken, dass Lebensmittel das Calciol ausschließlich in geringen Mengen enthalten. Die körpereigene Vitamin-D3-Synthese im Sommer ist zehnmal höher als die Calciol-Versorgung über die entsprechenden Lebensmittel.

Zu diesen gehören beispielsweise Fettfische, die einen vergleichsweise hohen Anteil an Vitamin D3 enthalten. Andere Nahrungsmittel verfügen über wenige Milligramm des Calciols. Aus dem Grund besteht kaum eine Möglichkeit, den gesamten Tagesbedarf an Cholecalciferol über die Nahrung zu decken.

Zu dem Zweck müssten die Patienten jeden Tag mehrere Portionen Fisch verspeisen. Im Regelfall verzichten die Menschen in Mitteleuropa auf eine derartig einseitige Ernährung. Daher ist die Vitamin-D3-Versorgung über die Nahrung ausschließlich eine theoretische Alternative. Obgleich der Gehalt von Cholecalciferol in tierischen Lebensmitteln gering ist, dienen die Speisen als relevante Calciol-Quellen.

Der Grund besteht darin, dass speziell Personen, die sich wenig im Freien aufhalten, zusätzliches Vitamin D3 pro Tag benötigen. Vorrangig in der kalten Jahreszeit helfen Gerichte, die viel Cholecalciferol beinhalten, einer Mangelerscheinung und den daraus resultierenden Folgen vorzubeugen. Um einen akuten Mangel an Calciol zu verhindern, benötigen die Patienten mindestens 20 Mikrogramm Vitamin D3. Das entspricht 800 Internationalen Einheiten. Die Werte veröffentlichte die Deutsche Gesellschaft für Ernährung in ihrem Werk "Referenzwerte für die Nährstoffwerke: Kapitel Vitamin D".

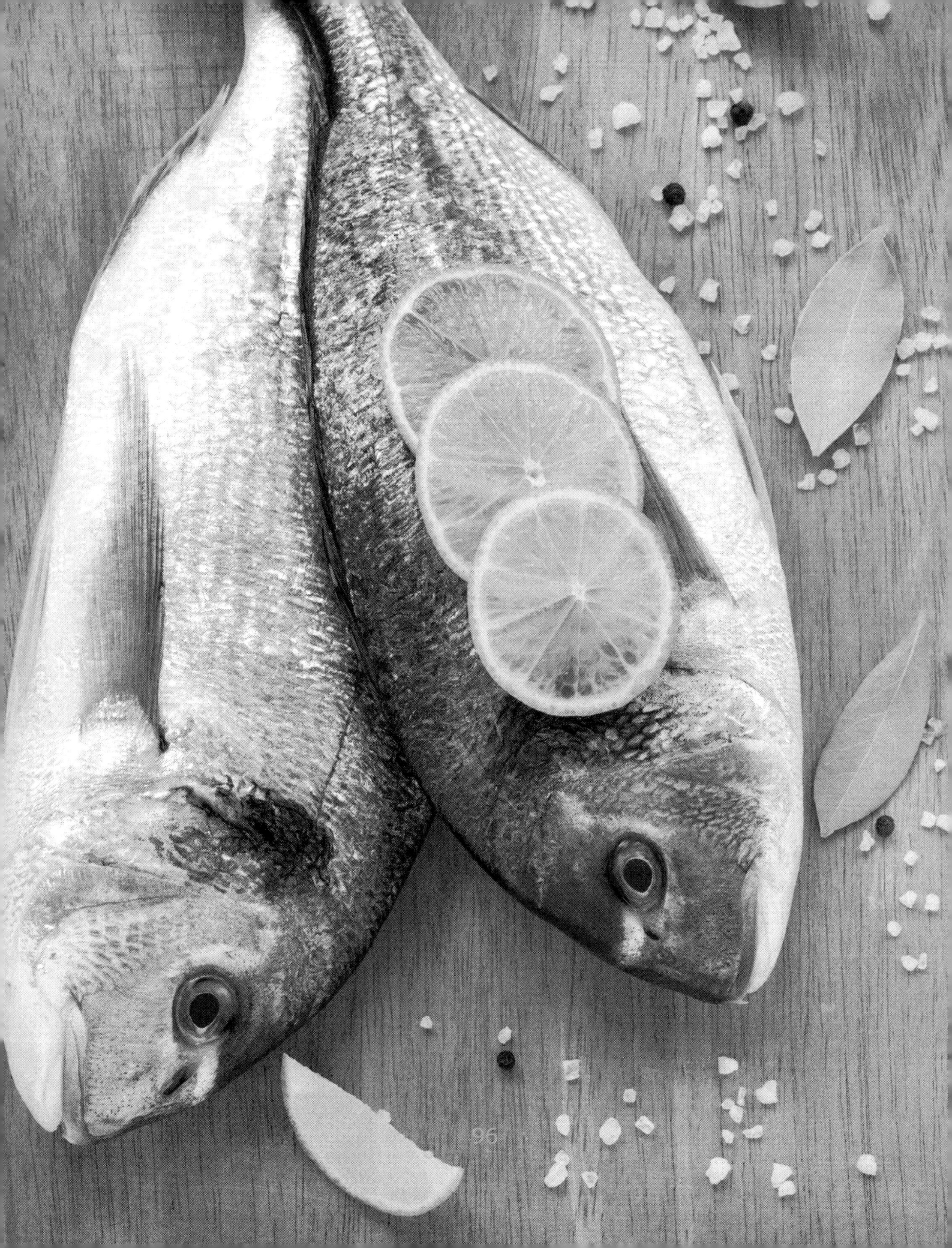

Fehlt die körpereigene Produktion des Calciols, entstehen optimale Werte erst bei einer Nährstoffzufuhr von 1.500 bis 2.000 Internationalen Einheiten. Das bedeutet, die Patienten nehmen über die Nahrung pro Tag 37 bis 50 Mikrogramm Vitamin D3 zu sich. Zu dem Ergebnis kommt eine Studie von Holick MF et al. Sie trägt den Titel: "Evaluation, treatment, and prevention of vitamin D deficiency" [41]

Welche Nahrungsmittel die Betroffenen zu dem Zweck konsumieren müssten, erkläre ich im Laufe des Kapitels. In jedem Fall erweist es sich als schwierig, die tägliche Aufnahme von Calciol über die Speisen zu sichern. Aus dem Grund empfiehlt die Deutsche Gesellschaft für Ernährung speziell im Winter die zusätzliche Einnahme von Vitamin-D3-Präparaten.

2. Wirksame Lebensmittel, die Vitamin D enthalten

Das Calciferol kommt in mehreren Nahrungsmitteln vor. In den tierischen Lebensmitteln zeigt es sich in der Form Vitamin D3. Zu den entsprechenden Speisen zählen:

- Fettfische (beispielsweise Lachs oder Hering),
- Eier,
- Käse,
- Milch
- und Innereien (beispielsweise Leber).

Das in pflanzlichen Lebensmitteln enthaltene Vitamin D2 findet sich vorrangig in Pilzen, in Avocado und in Margarine. Zu dem Zweck reichern die Hersteller den Brotaufstrich an. Das höchste Vorkommen an Cholecalciferol befindet sich in Lebertran. 100 Gramm enthalten 12.000 Internationale Einheiten des Calciols. Das entspricht 300 Mikrogramm.

Jedoch findet das tierische Produkt in der heutigen Ernährung kaum Verwendung. Weitere große Mengen an Vitamin D3 beinhaltet der geräucherte Aal. Bei der Aufnahme von 100 Gramm des Fischs profitieren die Konsumenten von 3.600 Internationalen Einheiten Calciol. Hierbei handelt es sich um 90 Mikrogramm. Das bedeutet, dass der geräucherte Aal den täglichen Bedarf an Vitamin D3 deckt. Dieser liegt bei 2.000 bis 4.000 Internationalen Einheiten.

Das Vorkommen von pflanzlichem Vitamin D

Mit 200 Internationalen Einheiten – knapp fünf Mikrogramm – auf 100 Gramm besitzt die Avocado an höchste Vorkommen an Vitamin D2. Um den Tagesbedarf zu decken, verspeisen die Betroffenen fünf Avocados, wobei jede ein Gewicht von 250 Gramm aufweist. Das Beispiel beweist, dass die Calciferol-Aufnahme ausschließlich über die Nahrung als unrealistisch gilt. Vorrangig findet sich das Vitamin D3 in tierischen Produkten, sodass Vegetarier und Veganer keinen Zugang dazu haben. Die zusätzliche Einnahme von Cholecalciferol-Supplementen spielt bei ihnen im Winter eine wichtige Rolle.

Aufgrund des verbreiteten Mangels an Vitamin D3 kamen Wissenschaftler auf die Idee, einige Grundnahrungsmittel mit dem Calciol anzureichern. Daher befindet sich in der Margarine eine geringe Menge an pflanzlichem Vitamin D. Andere Lebensmittel verfügen in Deutschland noch nicht über eine Anreicherung. Das Anreichern von grundlegenden Lebensmitteln hält der Gesetzgeber nicht für realisierbar. Stattdessen erhält die Bevölkerung ausführliche Informationen über die Gefahr eines Cholecalciferol-Mangels. Zudem empfehlen die Hausärzte zunehmend die Einnahme von Vitamin-D3-Präparaten und den Aufenthalt in der Sonne.

Nahrungsmittel, die Calciferol beinhalten

In dem Absatz erläutere ich, welche Nahrungsmittel einen hohen Gehalt an Vitamin D aufweisen. Hierbei zeigt sich, dass das Vitamin D3 zwei- bis viermal wirksamer ist als Vitamin D2. Aus dem Grund besteht kaum eine Möglichkeit, die Werte direkt miteinander zu vergleichen. Neben geräuchertem Aal und Lebertran enthält der Bückling das wichtige Cholecalciferol. In 100 Gramm des Fischs befinden sich 30 Mikrogramm – knapp 1.200 Internationale Einheiten – Vitamin D3. Der aus dem Atlantischen Ozean stammende Hering beinhaltet 25 Mikrogramm Calciol. Das entspricht 1.000 Internationalen Einheiten. Aal, der im Vorfeld keine Räucherung erfuhr, liegt mit 20 Mikrogramm hinter dem Hering. Der Wert liegt bei 800 Internationalen Einheiten.

Zu den Fettfischen gehören weiterhin der Lachs und die Sardinen, die beide Vitamin D3 enthalten. Beim Lachs liegt die Konzentration bei 16 Mikrogramm und demnach 640 Internationalen Einheiten. 100 Gramm Sardinen besitzen zehn Mikrogramm Calciol. Das entspricht 400 Internationalen Einheiten. Ebenso befindet sich das Cholecalciferol in Austern. Die Menge liegt bei acht Mikrogramm, was 320 Internationalen Einheiten gleichkommt. Das Vitamin D3 in Thunfisch steht bei 4,5 Mikrogramm. Hierbei handelt es sich um 180 Internationale Einheiten. Mit vier Mikrogramm und 160 Internationalen Einheiten Calciol verfügt die Makrele über eine niedrigere Konzentration.

In einem Hühnerei befindet sich eine Menge von 2,9 Mikrogramm Cholecalciferol. Die Zahl kommt 116 Internationalen Einheiten gleich. 100 Gramm Rinderleber verfügen über 1,7 Mikrogramm – 68 Internationale Einheiten – Vitamin D3. Bei dergleichen Menge Kalbsleber verringert sich die Versorgung auf 0,3 Mikrogramm und zwölf Internationale Einheiten. In Gouda liegt der Calciol-Gehalt bei 1,3 Mikrogramm, 52 Internationalen Einheiten, bei Butter bei einem Mikrogramm. Das entspricht 40 Internationalen Einheiten.

Der Calciferol-Anteil in pflanzlichen Lebensmitteln zeigt sich gering. Beispielsweise befinden sich in 100 Gramm Steinpilzen ausschließlich drei Mikrogramm Vitamin D2. Das entspricht 120 Internationalen Einheiten. Die gleiche Menge Champignons und Pfifferlinge besitzen jeweils zwei Mikrogramm Vitamin D. Das bedeutet, die Konsumenten nehmen durch den Verzehr 80 Internationale Einheiten des Calciferols auf. Um das Vitamin D2 zu verwerten, wandelt der menschliche Organismus dieses in das Vitamin D3 um.

Die Aufnahme des Cholecalciferols über die Nahrung erhält beim Decken des Tagesbedarfs einen kleinen Stellenwert. Der Grund liegt darin, dass der Körper 80 bis 90 Prozent des Vitamin D3 eigenständig unter Einfluss des UV-Lichts synthetisiert. Dennoch verzichten die Patienten besser nicht auf Lebensmittel, die das Calciol beinhalten. Durch den langen Aufenthalt in geschlossenen Räumen gelangt wenig Sonnenlicht auf die Haut. Daher benötigen die Betroffenen eine alternative Vitamin-D3-Quelle. Wissen die Personen, dass sie zu einer Cholecalciferol-Mangel-Risikogruppe gehören, verspeisen sie täglich Nahrungsmittel, die Vitamin D3 enthalten.

3. Beispiel für eine calciolreiche Ernährung

Der tägliche Bedarf an Vitamin D3 liegt bei Kindern und Erwachsenen gleichermaßen bei fünf Mikrogramm. Um den Patienten die Versorgung mit dem Cholecalciferol zu erleichtern, zeige ich ihnen einen Ernährungsplan für eine Woche. Mit den Gerichten decken die Konsumenten ihren Tagesbedarf an Calciol zuverlässig:

Montag planen sie für das Mittagessen 100 Gramm geräucherten Aal ein. Bereits mit diesem Gericht decken die Betroffenen die benötigte Menge an Vitamin D3 am Tag. Am Dienstag verspeisen die Patienten zum Frühstück beispielsweise zwei Hühnereier und machen sich am Mittag ein Omelett aus weiteren zwei Eiern. Vier der tierischen Erzeugnisse am Tag reichen aus, um den Bedarf eines Menschen an Calciol zu befriedigen. Am Mittwoch bereiten sich die Nutzer zum Abendbrot 20 Gramm Hering zu. Auch hierbei reicht eine Mahlzeit aus, um eine gute Tagesversorgung mit Vitamin D3 zu gewährleisten.

Donnerstag planen die Konsumenten zum Mittagessen und zum Abendbrot Rinderleber ein. Verspeisen sie an einem Tag 250 Gramm der Innereien, decken sie den Cholecalciferol-Bedarf. Am Freitag essen die Patienten als Beispiel 150 Gramm Bückling am Abend. Samstags bewährt sich eine Käseplatte – beispielsweise in Kombination mit Weintrauben – um die Calciol-Versorgung zu gewährleisten. 500 Gramm des Milchprodukts nehmen die Nutzer für eine ausreichende Zufuhr ein.

Als Sonntagsessen eignet sich 250 Gramm Schweineleber mit in Eiern gebratenen Champignons als Beilage. Verwenden die interessierten Nutzer zum Kochen und Backen mit Vitamin D angereicherte Margarine, fördern sie ebenfalls die Deckung ihres Tagesbedarfs. Hierbei bewährt sich die Hitzestabilität des Cholecalciferols. Bis zu einer Temperatur von 180 Grad Celsius bleibt das Vitamin beim Garen erhalten.

4. Calciol in Fisch und Lebertran

Mit 12.000 Internationalen Einheiten gilt der Lebertran als einer der besten Vitamin-D3-Lieferanten. Aufgrund seines strengen Geschmacks trifft er jedoch auf wenig Wohlwollen in der Bevölkerung. Um dennoch von seinem großen Cholecalciferol-Vorkommen zu profitieren, verwenden die Patienten als Beispiel geruchs- und geschmacksneutrale Lebertran-Kapseln. Das Vitamin D3 hydroxyliert in der Leber von Mensch und Tier.

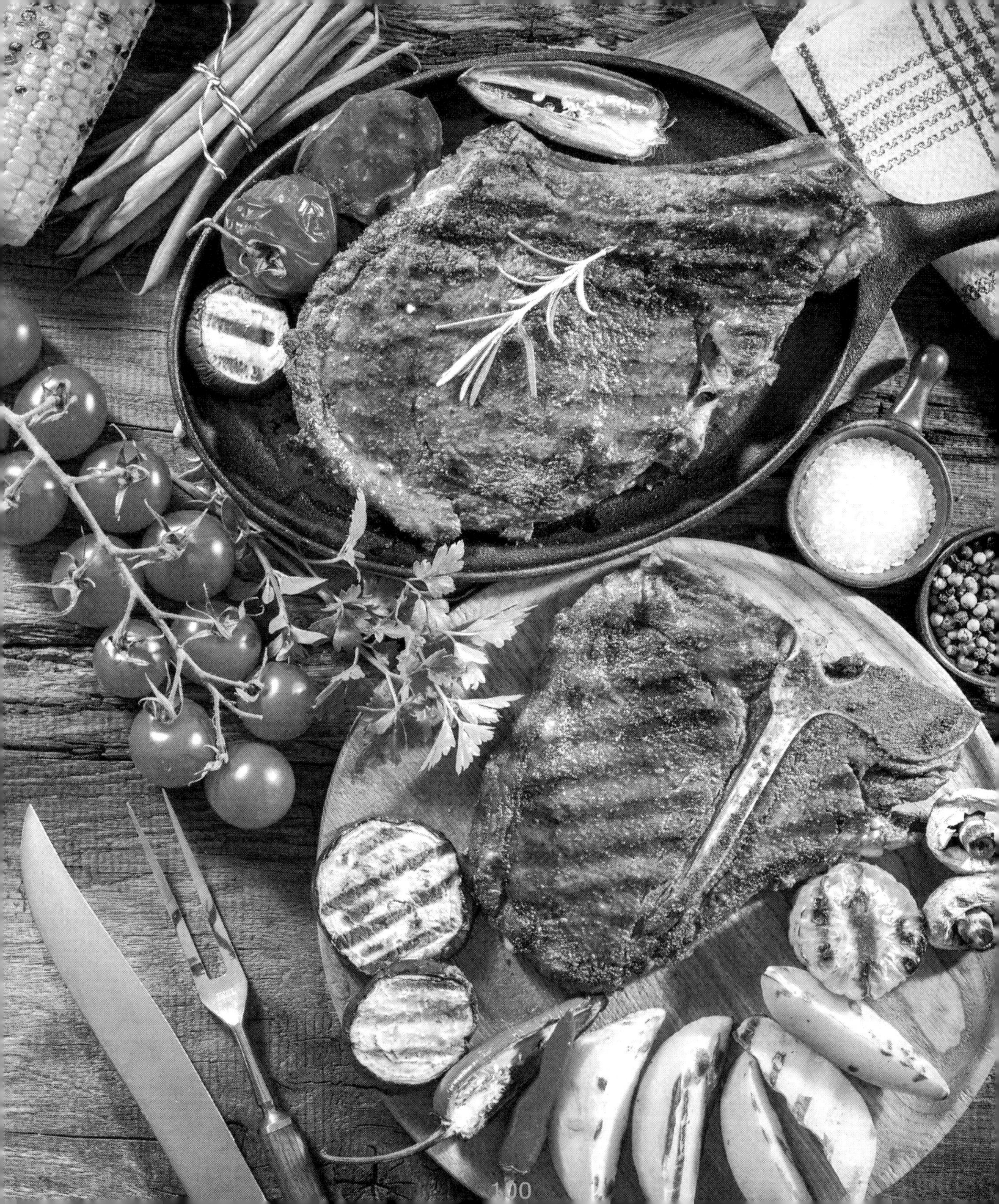

Daher besitzt das Organ die Fähigkeit, das Calciol langfristig zu speichern. Der Umstand erklärt die Tatsache, dass Lebertran für die Gesunderhaltung der Konsumenten einen hohen Stellenwert einnimmt.

Das tierische Produkt besteht als Öl, das aus der Leber verschiedener Fisch stammt. Neben dem Vitamin D3 enthält Lebertran Jod, Omega-3-Fettsäuren sowie die Vitamine A und E. Aufgrund seiner leichten Verdaulichkeit bekamen Kinder in früheren Zeiten täglich einen Löffel des Öls verabreicht. Heute ersetzen die Kapseln den wenig schmeckenden Lebertran in flüssiger Form. Die Verbraucher finden die Präparate, die sich geschmacksneutral zeigen, in der Drogerie oder der Online-Apotheke. Neben den Fettfischen, über die ich bereits informierte, existieren weitere Meeresbewohner, die Vitamin D3 beinhalten.

Beispielsweise befinden sich in 100 Gramm Forelle 280 Internationale Einheiten. Die Calciol-Konzentration im Kabeljau liegt bei 40 Internationalen Einheiten je 100 Gramm. Verspeisen die Verbraucher Rotbarsch, profitieren sie von 2,3 Mikrogramm Vitamin D3. Heilbutt besitzt ein Calciol-Vorkommen von fünf Mikrogramm, während die Menge bei Ostseehering bei 7,8 Mikrogramm liegt. Auch in Kaviar findet sich eine vergleichsweise hohe Konzentration an Vitamin D3. 100 Gramm der Delikatesse verfügen über 5,89 Mikrogramm Calciol.

5. Das Cholecalciferol in Fleisch

Neben Fettfischen gehören auch tierische Innereien zu den Lebensmitteln, die einen hohen Anteil an Calciol aufweisen. Speziell in der Leber von Rind und Schwein befinden sich bis zu 68 Internationale Einheiten des Vitamin D3.

Um dieses zu erhalten, bewährt es sich, das Fleisch nicht bei Zimmertemperatur aufzutauen. Als besser erweist es sich, Rinderleber vakuumverpackt über Nacht in den Kühlschrank zu stellen. Hierbei taut es schonend auf und behält neben dem Calciol auch andere wichtige Vitamine. Alternativ lohnt es sich, das Fleisch verpackt in eine Schüssel kaltes Wasser zu legen.
Durch den Prozess bleibt das Cholecalciferol ebenfalls erhalten. Auf ein erneutes Einfrieren sollten die Konsumenten verzichten.

Normales Rinderhackfleisch besitzt je 100 Gramm sieben Internationale Einheiten Vitamin D3. Die Nutzer achten darauf, Fleisch mit einem Fettanteil von ausschließlich 15 Prozent zu erwerben. In diesem befinden sich zudem 18 Milligramm Kalzium sowie die Vitamine A und C. Für die Magnesiumversorgung spielt das magere Rindfleisch ebenfalls eine wesentliche Rolle. In einer Portion des Nahrungsmittels finden sich bis zu 21 Milligramm des Mineralstoffs.

Der Umstand belegt, dass sich der Konsum von Fleisch gleichfalls positiv auf die Versorgung mit den Vitamin-D3-Kofaktoren auswirkt.

Obgleich Schweinefleisch weniger Cholecalciferol enthält, liefert es eine höhere Konzentration an Kalzium und Magnesium. Auf 100 Gramm kommen bis 19 Milligramm Kalzium und 28 Milligramm Magnesium. Um von den Nährstoffen zu profitieren, verzehren die Konsumenten beispielsweise ein gegrilltes Schweinskarree. Geflügel liefert dagegen kein Calciol. Trotzdem eignet es sich als Hauptgericht, sofern die Beilagen – beispielsweise Steinpilze – über einen Vitamin-D3-Anteil verfügen. Der Vorteil von Geflügel liegt in seiner Bereitstellung von Mineralstoffen. In ihm befinden sich beispielsweise 138 Milligramm Kalzium.

6. Vitamin D3 in Milchprodukten

Speziell beim Frühstück verzichten die Verbraucher auf fleischhaltige Speisen. Um dennoch einen Teil des Vitamin-D3-Bedarfs zu decken, eignen sich Milchprodukte.

Dazu gehören beispielsweise:

- Joghurt,
- Butter,
- Käse
- und Quark.

Besitzt Letzterer einen Fettanteil von 40 Prozent, beinhaltet er acht Internationale Einheiten Cholecalciferol. Bei Joghurt und Milch (jeweils 3,5 Prozent Fett) liegt die Vitamin-D3-Konzentration bei zwei Internationalen Einheiten.

Die Werte beziehen sich auf eine Verzehrmenge von 100 Gramm. Diese Menge Butter enthält zehn bis 50 Internationale Einheiten Cholecalciferol. Ebenfalls über eine hohe Konzentration des Calciols verfügt Sahne. Der Wert liegt bei ihr bei 45 Internationalen Einheiten. 100 Gramm Emmentaler Käse besitzen im gleichen Fall 45 Internationale Einheiten Vitamin D3. Gorgonzola beinhaltet 40 Internationale Einheiten, während Edamer Käse bei zwölf Internationalen Einheiten liegt.

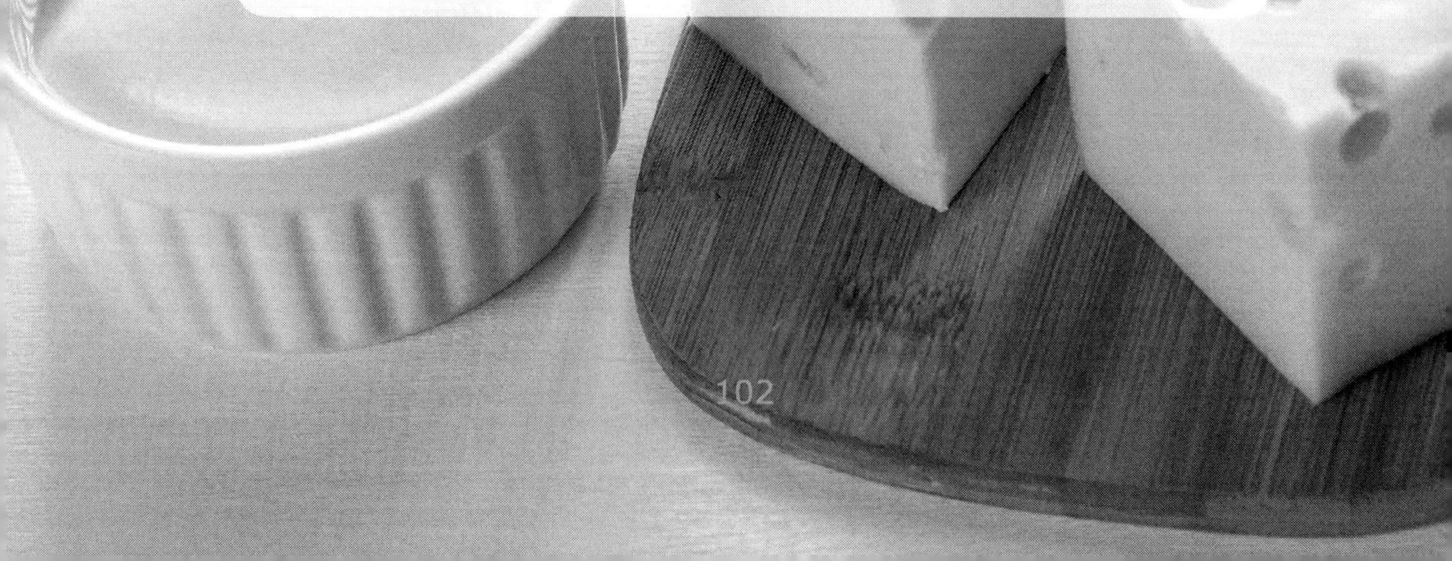

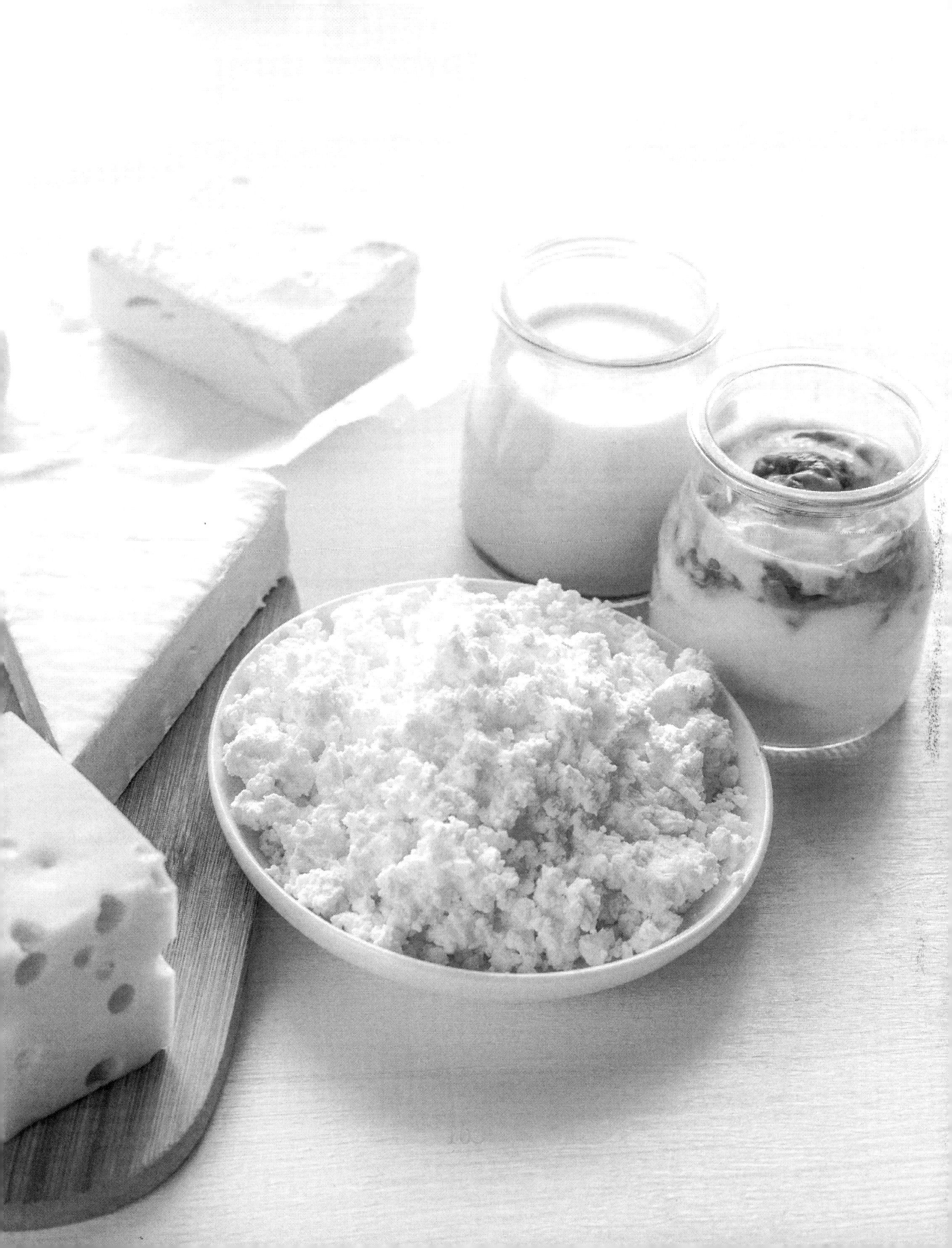

7. Die Möglichkeiten der Ernährungsumstellung

Vorwiegend spielt die körpereigene Produktion des Vitamin D3 unter der Sonneneinstrahlung eine Rolle. Daher besteht beispielsweise in den Sommermonaten keine Notwendigkeit einer regelmäßigen Ernährung mit Lebensmitteln, die viel Calciol enthalten. Anders verhält es sich in der kalten Jahreszeit oder bei Menschen, die sich vorrangig in geschlossenen Räumen aufhalten.

Neben der zusätzlichen Einnahme von Cholecalciferol-Supplementen bewährt es sich, beim Essen auf den Vitamin-D3-Gehalt der Speisen zu achten. Speziell Menschen, die sich eine gesündere Lebensweise wünschen, greifen vorrangig auf Fischgerichte mit frischem Gemüse zurück. Als Snack zwischendurch eignet sich eine Portion Naturjoghurt mit Früchten, um den Körper mit einer kleinen Menge Cholecalciferol zu versorgen.

Vorrangig kommt es bei der Nahrungsumstellung, bei der das Vitamin D3 im Vordergrund steht, darauf an, tierische Produkte bewusst in die Ernährung zu integrieren. Das bedeutet, dass die Verbraucher beispielsweise einen Tag in der Woche als "Fischtag" einplanen. An dem jeweiligen Wochentag gibt es hauptsächlich Fischgerichte.

Ebenso bewährt es sich, saisonale Lebensmittel zu nutzen. Im Herbst beginnt die Pilzzeit. Reicht die Wellenlänge der Sonnenstrahlen nicht aus, um die körpereigene Vitamin-D3-Synthese zu aktivieren, kommen die Lebensmittel mit Calciol ins Spiel.

Dazu konsumieren die Nutzer vermehrt Speisepilze, die sich für jede Mahlzeit eignen. Zum Frühstück schmecken als Beispiel gehackte Champignons in einem Omelett. Zur Mittagszeit stellen die Pilze eine Beilage dar. Des Weiteren zeigt es sich ratsam, im Handel erworbene Pilze für einen kurzen Zeitraum in die Sonne zu legen. Auf die Weise vervielfacht sich der Cholecalciferol-Gehalt der Lebensmittel. Der Prozess funktioniert als Beispiel bei den Champignons oder den Shiitake-Pilzen. Die Anreicherung bleibt über mehrere Monate in den Pilzen stabil. Daher eignen sie sich vorrangig als Vitamin-D3-Speicher für die kältere Jahreszeit.

Hierbei gilt es, zu beachten, dass die Pilze das Ergocalciferol beinhalten. Dieses wandelt sich erst im Körper in aktives Vitamin D um. Gleichzeitig belegt eine Studie aus dem Jahr 2013, dass das Vitamin D2 aus Pilzen den körpereigenen Vitamin-D-Spiegel effektiv ansteigen lässt.

Die Untersuchung "Photobiology of vitamin D in mushrooms and its bioavailability in humans" stammt von Raphael-John H. Keegan et al.

Nachlesen: (PMC I Dermatoendocrinol.. 2013 Jan 1; 5(1): 165–176. Published online 2013 Jan 1. doi: 10.4161/derm.23321).

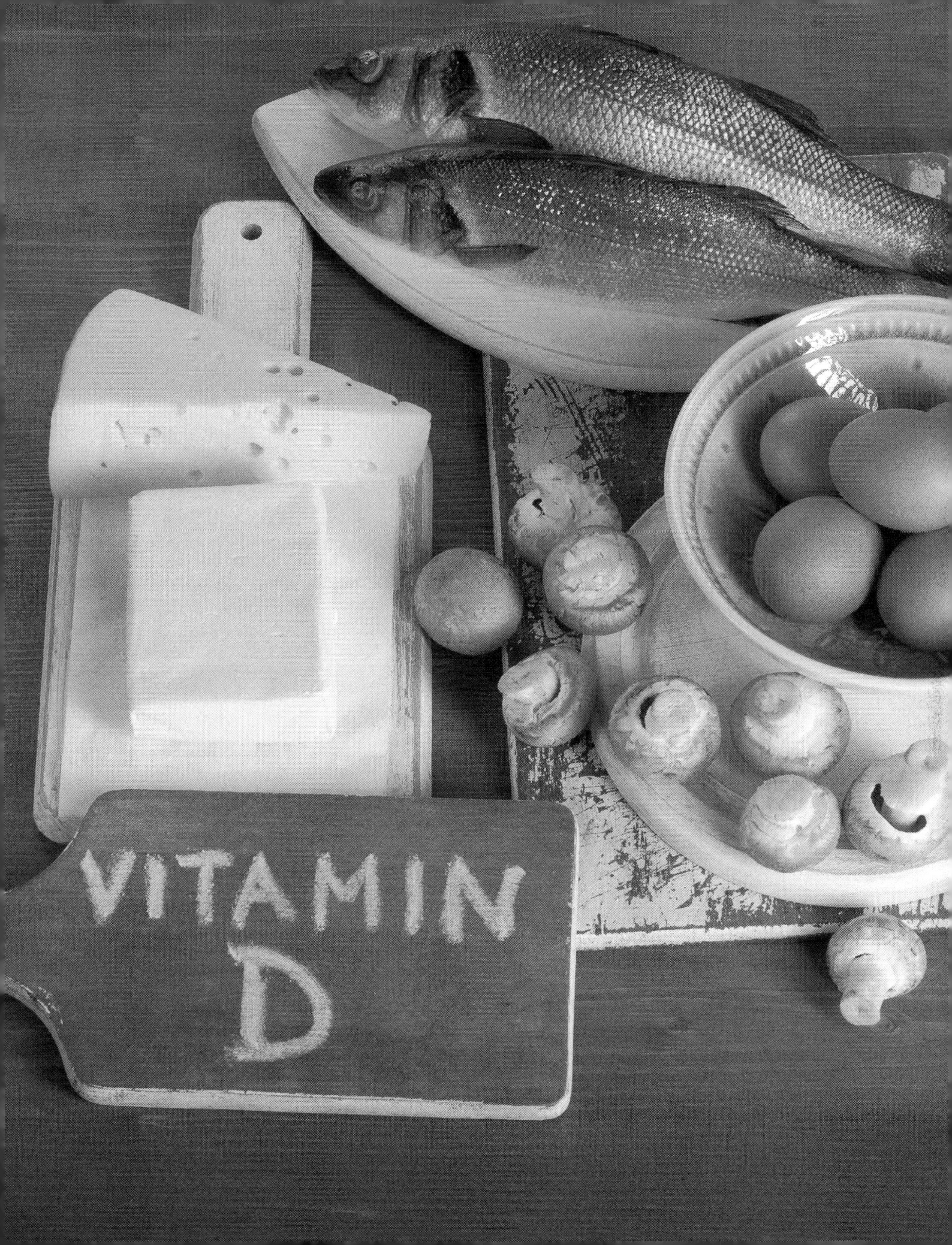
VITAMIN
D

Vitamin-D Unverträglichkeiten

1. Die Vitamin-D3-Überdosierung

Erst bei der Aufnahme großer Mengen Vitamin D3 über einen langen Zeitraum tritt eine Überdosierung ein. In den vorherigen Kapiteln ging ich wiederholt auf die gesundheitlichen Komplikationen ein, die eine zu hohe Dosierung des Cholecalciferols mit sich bringt. In dem Kapitel möchte ich mich explizit der Überdosierung und den unter Umständen auftretenden Risiken widmen. Dazu gehören die Hyperkalzämie und der Magnesiummangel. Nehmen Patienten mit einem normalen Calciol-Spiegel hoch dosierte Vitamin-D3-Präparate zu sich, droht die Überdosierung. Der Grund besteht darin, dass der Organismus mehr Cholecalciferol aufnimmt, als er in seiner Speicherform, dem Calcidiol, verwerten kann. Das führt zu frei verfügbarem Calciol.

Hyperkalzämie als Folge der Überdosierung

Das Cholecalciferol übernimmt im menschlichen Körper die Aufgabe, Kalzium aus der Nahrung aufzunehmen und zu seinem Bestimmungsort – den Knochen – zu transportieren. Befindet sich eine übermäßige Menge Vitamin D3 im Organismus, kommt es gleichfalls zu einer Überversorgung mit dem Mineralstoff. Dadurch drohen den betroffenen Personen Verkalkungen sowie Ablagerungen in den Blutgefäßen. In der Folge erhöht sich das Risiko von Gefäß- und Herzkrankheiten. Aus dem Grund stellt eine Hyperkalzämie eine ernst zu nehmende Schwierigkeit dar. Die übermäßige Aufnahme von Kalzium geschieht jedoch erst ab einer Vitamin-D3-Dosierung von täglich 40.000 Internationalen Einheiten.

Nehmen die Patienten am Tag 10.000 Internationale Einheiten Calciol ein, besteht keine Gefahr der Hyperkalzämie. Das belegen zwei Studien.

> Die erste Publikation stammt von John N. Hathock et al. und erschien im Jahr 2007. Sie trägt den Titel: "Risk assessment for vitamin D"
> Nachlesen: (PubMed I Am J Clin Nutr. 2007 Jan;85(1):6-18.)

Die im Jahr 1999 veröffentlichte Studie des Wissenschaftlers R. Vieth geht auf die Sicherheit bei der Vitamin-D3-Supplementierung ein.

> Nachlesen: (PubMed I Am J Clin Nutr. 1999 May;69(5):842-56.).

Neben der Gefahr einer Hyperkalzämie birgt eine Calciol-Überdosierung das Risiko der Hyperkalzurie. Der Fachbegriff bezeichnet das vermehrte Ausscheiden des Kalziums über den Harn. Durch das Phänomen kommt es im schlimmsten Fall zu Verkalkungen innerhalb der Organe. Zudem besteht die Möglichkeit, dass sich bei den Betroffenen Nierensteine bilden.

Das belegt die Untersuchung "Hyperkalzurie und Vitamin-D-Stoffwechsel". Sie stammt von W. L. Strohmeier et al. Die Publikation erfolgte im Buch "Pathogenese und Klinik der Harnsteine X" von Steinkopff aus dem Jahr 1984.

Die Symptome der Überdosierung

Bei einer Cholecalciferol-Überdosierung zeigen die Patienten charakteristische Merkmale. Speziell im Anfangsstadium zählen diese zu den allgemeinen Krankheitsanzeichen, sodass die übermäßige Aufnahme vom Vitamin D3 eine verspätete Diagnose erfährt. Tritt die Hyperkalzämie ein, bemerken die Betroffenen eine Muskelschwäche sowie Herzrhythmusstörungen. Des Weiteren leiden sie an Übelkeit und häufigem Erbrechen. Kommt es zu keiner Behandlung, besteht das Risiko eines Komas. Das belegt die Studie von Carroll MF und Schade DS.

Weitere Symptome sind:

- Verstopfung (Obstipation),
- Appetitlosigkeit,
- eine unerklärliche Müdigkeit,
- die erhöhte Stickstoffkonzentration im Blut (Azotämie),
- Austrocknung,
- gesteigerter Durst und Harndrang,
- Muskelschwäche,
- Gelenkschmerzen
- sowie Kopf- und Muskelschmerzen.

Bei einer Vitamin-D3-Überdosierung und der daraus resultierenden Hyperkalzämie treten nicht zwingend alle Anzeichen auf.

Bei einer sachgemäßen Anwendung der Vitamin-D3-Präparate besteht keine Gefahr einer Überdosierung. Daher bewährt es sich, die empfohlene Dosierung nicht ohne Empfehlung des Arztes zu überschreiten. Wer beabsichtigt, seinen Calciol-Spiegel zu erhöhen, nimmt die Vitamin-D-Therapie am besten unter Aufsicht eines Arztes in Angriff.

Bei einer Anfangstherapie besteht keine Gefahr für eine überhöhte Dosis Cholecalciferol. Bei der Behandlung nehmen die Betroffenen einmalig bis zu 60.000 Internationale Einheiten in der Woche zu sich. Die ersten Symptome der Überdosierung zeigen sich erst bei der dauerhaften Einnahme der Superdosen.

Die Einnahme von 10.000 Internationale Einheiten in den Sommermonaten birgt gesundheitliche Risiken. Der Grund besteht darin, dass der Organismus das Calciol durch Einfluss der Sonne selbstständig synthetisiert. Eine zusätzliche Supplementierung führt zu einem sehr hohen Vitamin-D3-Spiegel. Auch hier gilt es, zu beachten, dass die Überdosierung zu einer Toxizität des Cholecalciferols führen kann.

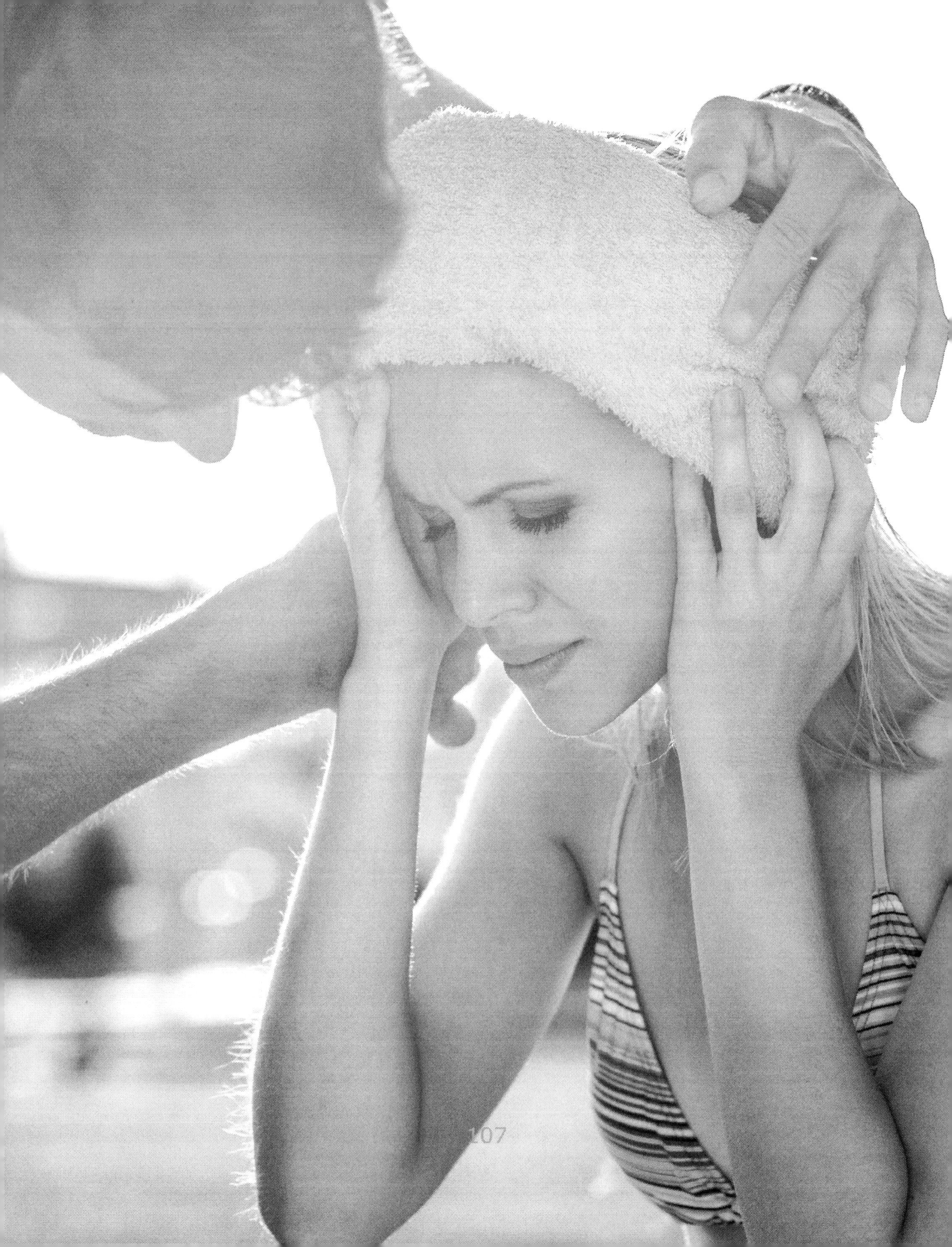

Bei einem Calciol-Spiegel von über 70 Nanogramm je Milliliter kommt es auch ohne eine Hyperkalzämie zu Verkalkungen im Körper. Zudem führt die Überdosierung zu einem Mangel anderer Nährstoffe. Darauf gehe ich in dem Kapitel später explizit ein.

Überdosierung durch die Sonne?

Befürchten Patienten, ein Sonnenbad führe zu einer Vitamin-D3-Überdosierung, gebe ich Entwarnung. Die menschliche Haut verfügt über einen besonderen Regulationsmechanismus. Dieser verhindert, dass der Körper unter Einfluss der ultravioletten Strahlung zu viel Cholecalciferol bildet. Die höchste körpereigene Produktion des Calciols pro Tag entspricht einer Dosierung von 10.000 bis 20.000 Internationalen Einheiten. Ausschließlich in seltenen Fällen kommt es zu einer starken Erhöhung des Cholecalciferol-Spiegels.

Das betrifft beispielsweise Strandwachen in Israel. Sie arbeiten in kurzer Kleidung bei einer extremen Sonneneinstrahlung, sodass sich die Konzentration an körpereigenem Vitamin D3 deutlich erhöht.

Das belegt die Studie "Increased incidence of nephrolithiasis (N) in lifeguards (LG) in Israel" - In der Untersuchung zeigte sich, dass beide Strandwachen erhöhte Kalziumwerte aufwiesen. Der Organismus regulierte diese durch eine vermehrte Ausscheidung des Mineralstoffs, sodass es nicht zu einer Hyperkalzämie kam. Obgleich die gesundheitliche Komplikation ausblieb, bildeten sich bei einer der Strandwachen übermäßig häufig Nierensteine. Das belegt, dass Gesundheitsrisiken durch einen hohen Vitamin-D3-Spiegel auch ohne eine Hyperkalzämie auftreten. Demnach empfiehlt es sich für die Patienten, Sonnenbäder in Maßen zu genießen.

Calciol-Überdosierung und Vitamin-K-Mangel

Treten Verkalkungen und Nierensteine ohne eine Hyperkalzämie bei einem erhöhten Calciol-Spiegel auf, liegt die Ursache in einem Vitamin-K2-Mangel. Das Vitamin K übernimmt die Aufgabe, das aufgenommene Kalzium abzutransportieren und in die Knochen einzubauen. Zu dem Ergebnis kommt die Studie "Role of vitamin K in bone metabolism" von C. Vermeer et al. Bei einer Unterversorgung mit dem Vitamin K2, lagert sich das Kalzium ungenutzt im Organismus an. Dadurch kommt es zu den Verkalkungen in den Gefäßen und Organen.

Bei einer Überdosierung des Calciols in Zusammenhang mit einer schlechten Vitamin-K2-Versorgung kommt es zu einem funktionellen Vitamin-K2-Mangel. Durch das nicht abtransportierte Kalzium entstehen gesundheitliche Komplikationen im Organismus. D

Um dem Mangel an Vitamin K2 vorzubeugen, verwenden die Patienten vorrangig Vitamin-D3-Präparate, die das Vitamin K2 beinhalten.

Die Überdosierung und der Magnesiummangel

Zudem führt eine Überdosierung von Cholecalciferol zu einem Mangel an Magnesium. Den Mineralstoff benötigt der Organismus für alle Umwandlungsschritte des Calciols. Daher führt die übermäßige Einnahme von Vitamin D3 zu einer Unterversorgung mit Magnesium.

Auf lange Sicht führt diese zu einem Mangel an dem aktiven Vitamin D3. Den Kreislauf bestätigt die Publikation "Low serum concentrations of 1,25-dihydroxyvitamin D in human magnesium deficiency".[42]

Durch den Mangel an Magnesium entstehen charakteristische Symptome. Dazu gehören beispielsweise das Herzrasen, Schwindel und Kopfschmerzen. Jedoch profitiert die deutsche Bevölkerung in der Regel von einer guten Magnesiumversorgung. Daher tritt ein Mangel ausschließlich in seltenen Fällen auf. Bemerken die Patienten nach der Einnahme von Vitamin-D3-Präparaten unangenehme Nebenwirkungen, suchen sie dennoch ihren Hausarzt auf. Selbst eine leichte Erhöhung der Blutwerte führt unter Umständen zu einer gesundheitlichen Komplikation.

2. Nebenwirkungen und Gefahren bei der Einnahme

Eine fehlerhafte Dosierung, Zusatzstoffe in den Präparaten oder falsche Kofaktoren sind für Nebenwirkungen bei der Calciol-Aufnahme verantwortlich. Beim Verzehr der empfohlenen Tagesdosis an Cholecalciferol entstehen keine unerwünschten Effekte. Leiden die Betroffenen an Symptomen – beispielsweise Herzrasen oder Kopfschmerzen – kommen drei zentrale Ursachen infrage:

- Eine dauerhafte Überdosierung von Calciol-Präparaten,
- das Fehlen relevanter Kofaktoren
- und Zusatzstoffe, die sich in den Supplementen befinden.

Bei der Mehrzahl der Menschen setzt eine Überdosierung an Vitamin D3 ausschließlich bei einer extremen Fehldosierung ein. Dabei führt nicht direkt das Cholecalciferol zu den Nebenwirkungen. Stattdessen resultieren aus der vermehrten oder verminderten Aufnahme anderer Nährstoffe. Dazu gehören das Kalzium und das Magnesium. Fehlt dem Körper das Vitamin K2, treten die charakteristischen Merkmale bereits bei einer normalen Dosierung des Calciols auf.

In der Regel treten die Nebenwirkungen bei einer Überdosierung von Vitamin D3 erst nach einem längeren Zeitraum auf. Anders verhält es sich, wenn die Betroffenen bereits an einem latenten Magnesiummangel leiden.

Zu den eintretenden Krankheitsanzeichen gehören:

- Verwirrtheit,
- Rückenschmerzen,
- Muskelzucken,
- Krämpfe,
- eine starke Erschöpfung,
- Kopfschmerzen,
- taube Füße,
- Herzstolpern,
- eine allgemeine Schwäche
- und Depressionen.

Nebenwirkungen bei Babys und Kleinkindern

Auch bei Säuglingen führt eine fehlerhafte Dosierung des Calciols zu negativen Effekten auf die Gesundheit. Sie besitzen ein geringes Körpergewicht, sodass eine Überdosierung schnell zu einem zu hohen Vitamin-D3-Spiegel führt. Hierbei zeigt sich, dass Nebenwirkungen bei Babys im Regelfall erst ab einer Dosis von 1.000 Internationalen Einheiten am Tag eintreten. Vorwiegend die Zusatzstoffe in den Cholecalciferol-Präparaten führen bei Kleinkindern zu gesundheitlichen Komplikationen. Verabreichen die Eltern ihren Sprösslingen beispielsweise D-Fluoretten, sorgt das enthaltene Fluor für Gesundheitsrisiken.

Die Kinder leiden an Erbrechen, starken Kopfschmerzen oder Blähungen. Diese Symptome treten gleichermaßen bei einer Fluorvergiftung auf. Zu dem Ergebnis kommt die Untersuchung "Toxic effects of chronic fluoride ingestion on the upper gastrointestinal tract".[43]

Demnach sehen Ärzte Kombi-Präparate bei Kleinkindern oftmals kritisch. Als empfehlenswerter erweisen sich reine Vitamin-D3-Präparate in Tropfenform. Sie gewährleisten eine flexible Dosierung.

Zudem steht der in Calciol-Tabletten enthaltene Milchzucker im Verdacht, bei Kindern Nebenwirkungen zu verursachen. Babys verdauen die Laktose kaum oder ausschließlich schlecht, sodass es bei ihnen zu Bauchschmerzen und Blähungen kommt. Ebenso besteht die Möglichkeit, dass die Säuglinge unter Koliken leiden. Speziell treten die Nebenwirkungen bei Frühgeborenen auf.

Vitamin-D3-Nebenwirkungen effektiv vermeiden

Die Nebenwirkungen bei der Einnahme von Calciol-Präparaten resultieren demnach aus der falschen Dosierung oder zusätzlichen Inhaltsstoffen. Um die unangenehmen Komplikationen zu vermeiden, achten die Patienten auf die ausreichende Zufuhr wichtiger Kofaktoren und Mineralstoffe. Des Weiteren verzichten sie auf die langfristige Einnahme hoher Cholecalciferol-Dosen. Des Weiteren empfehle ich die zusätzliche Einnahme von Vitamin K2. An einer Unterversorgung mit dem Vitamin leiden zahlreiche Menschen. Verwenden diese Calciol-Supplemente, erhöht sich die Wahrscheinlichkeit einer starken Vitamin-K2-Unterversorgung. Daher bewährt es sich, Kombi-Präparate zu konsumieren.

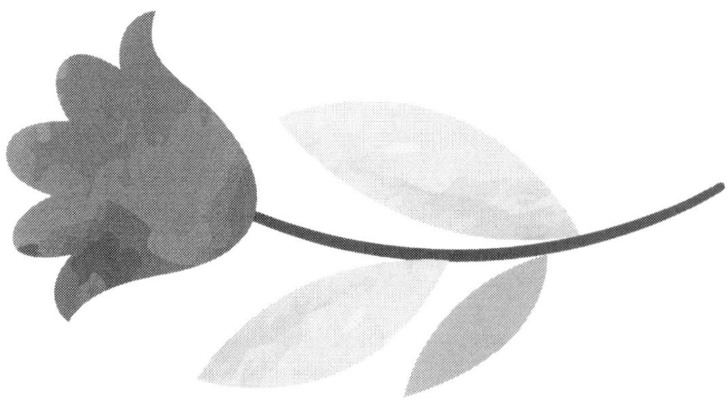

3. Störungen im Magnesium-Haushalt

Für zahlreiche Prozesse im Körper spielt das Magnesium eine relevante Rolle. Fehlt es aufgrund einer Calciol-Überdosierung, kommt es zu einem Magnesiummangel. Dieser geht mit Störungen der Körperfunktionen und Komplikationen in den Organen einher. Die negativen Effekte des Magnesium-Haushalts führen zu einem oder mehreren Symptomen. Der Grund besteht darin, dass Magnesium seine Aufgabe im gesamten Organismus erfüllt. Das bedeutet, dass kein Stoffwechselprozess ohne den Mineralstoff funktioniert. Beispielsweise beeinflusst das Magnesium mehr als 320 Enzyme.
Führt ein zu hoher Vitamin-D3-Spiegel zu einer latenten Unterversorgung mit Magnesium, treten folgende Schwierigkeiten auf:

- Auf lange Sicht entstehen Störungen im Nervensystem,
- die Muskelspannung verringert sich,
- die Blutgefäße verengen sich,
- dadurch steigt der Blutdruck,
- das Blut verklumpt, sodass Thrombosen entstehen,
- das Risiko für Herzinfarkte und Schlaganfälle steigt,
- Insulin transportiert keinen Zucker in die Zellen,
- die Bildung von Proteinen gerät ins Stocken,
- Nierensteine entstehen
- und das Krebsrisiko steigt an.

Zudem spielt das Magnesium für die Mineralisierung der Knochen und Zähne eine Rolle. Aus dem Grund führt eine Calciol-Überdosierung in Kombination mit einem Magnesiummangel zu einer brüchigen Knochenstruktur. Ebenso führt die Unterversorgung mit dem Mineralstoff zu einer allgemeinen Abgeschlagenheit. Die Symptome eines Mangels verschlimmern sich unter Umständen bei einer Vitamin-D3-Anfangstherapie.

Der Grund besteht darin, dass das Cholecalciferol das freie Magnesium im Körper beansprucht. Demnach gelangt dieses nicht zu Zielorganen.

Bei der Einnahme von Calciol-Supplementen besteht daher die Notwendigkeit, auf einen ausreichenden Magnesiumspiegel zu achten. Zu dem Zweck ernähren sich die Patienten besser mit "gemischter Kost". Das bezeichnet den Konsum von Fleisch und Gemüse. Über die Nahrung nehmen die Menschen den täglichen Bedarf an Magnesium auf.

Er liegt zwischen 350 und 400 Milligramm. Mittlerweile gehen Ernährungsexperten davon aus, dass die Dosierung nicht ausreicht. Sie empfehlen eine tägliche Aufnahme von 600 bis 900 Milligramm des Mineralstoffs.

Anzeichen für einen Magnesiummangel

Die Symptome des Magnesiummangels habe ich bereits beleuchtet. Trotzdem möchte ich wiederholt auf die Anzeichen einer Unterversorgung mit Magnesium hinweisen. Oftmals bringen die Patienten die Krankheitszeichen nicht mit der Mangelerscheinung in Verbindung. Stattdessen führen sie beispielsweise Muskelkrämpfe und Gliederschmerzen auf einen Infekt zurück. Zu den bekannten Symptomen des Magnesiummangels gehören weiterhin:

- die zuckenden Augenlider,
- Angstzustände,
- Hyperaktivität
- und Stimmungsschwankungen.

Bei einem chronischen Mangel kommt es zudem zur Unfruchtbarkeit, Impotenz, Übergewicht und Bluthochdruck. Um die negativen Effekte zu verhindern, gehen die Patienten besser frühzeitig gegen einen potenziellen Mangel an Magnesium vor. Das geschieht beispielsweise durch eine magnesiumreiche Ernährung sowie der Einnahme von Magnesium-Präparaten. Hierbei empfehle ich Kombi-Präparate, in denen sich der Mineralstoff zusammen mit dem Cholecalciferol und dem Vitamin K2 befindet.

Zu den Lebensmitteln, die viel Magnesium enthalten, gehören:

- Amaranth,
- Meeresalgen,
- Kürbiskerne,
- Sonnenblumenkerne,
- Blattgemüse,
- Mandeln
- und Quinoa.

Speziell bei einer Vitamin-D3-Anfangstherapie zeigt sich der Verzehr dieser Nahrungsmittel für die Betroffenen vorteilhaft. Jedoch decken sie in der Regel nicht den täglichen Magnesiumbedarf. Daher greifen die Patienten zusätzlich auf qualitativ hochwertige Supplemente zurück. Der Hausarzt unterstützt im Regelfall eine Erhöhung des Magnesiumspiegels und empfiehlt den Nutzern entsprechende Präparate.

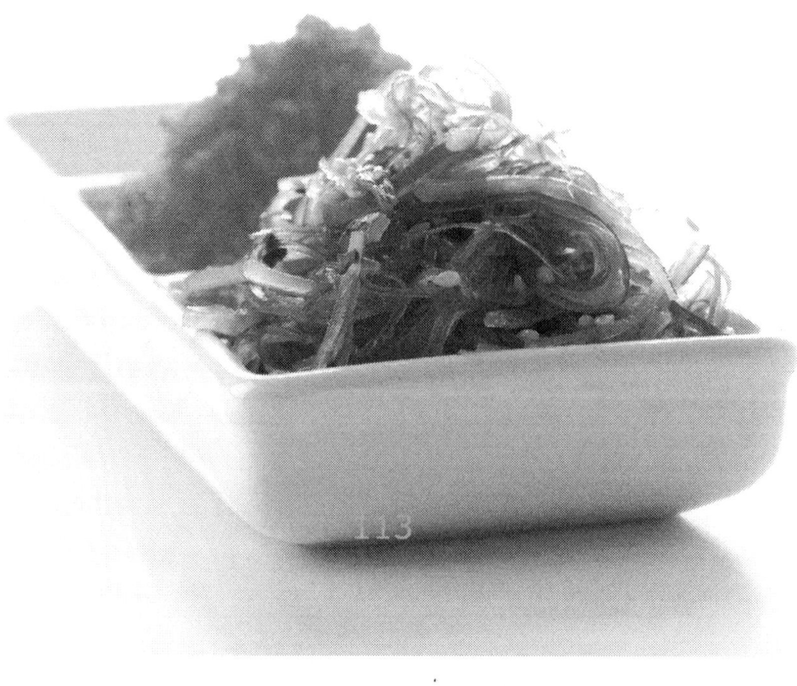

4. Störungen im Kalzium-Haushalt

Durch die dauerhafte Erhöhung des Vitamin-D3-Spiegels kommt es zu einer Störung des Kalzium-Haushalts. In der Folge droht die Hyperkalzämie, die mit einer übermäßigen Aufnahme des Mineralstoffs einhergeht. Bemerken die Patienten erste Symptome für die gesundheitliche Komplikation, suchen sie ihren Arzt auf. Der Mediziner erstellt eine genaue Diagnose und berät die Betroffenen im Zuge der notwendigen Behandlung. Bei einer Störung des Kalzium-Haushalts, die aus einer Calciol-Fehldosierung resultiert, steigt die Kalziumkonzentration über den Normwert.

Bereits bei einer Dosierung von über 2,7 Millimol pro Liter kommt es im Organismus unter Umständen zu Verkalkungen. Liegt das ionisierte – also das freie – Kalzium über 1,3 Millimol pro Liter, sprechen die Ärzte von der Hyperkalzämie.

Eine kalzämische Krise besteht, wenn der Gesamtwert auf 3,5 Millimol pro Liter ansteigt. In der Folge leiden die Patienten an der Polyurie, die eine vermehrte Urinausscheidung bezeichnet. Weitere Anzeichen zeigen sich in Form von:

- Psychosen,
- Fieber,
- Dehydrierung
- und Erbrechen.

In einigen Fällen geht die Hyperkalzämie ohne eindeutige Merkmale einher. Eine eindeutige Diagnose stellen die Ärzte ausschließlich bei einer Blutuntersuchung. Um die vermehrte Aufnahme von Kalzium zu stoppen, kontrollieren die Betroffenen ihren Vitamin-D3-Spiegel. Resultiert die Hyperkalzämie aus einer Calciol-Überdosierung, verhindert das Absetzen der Cholecalciferol-Präparate das Fortschreiten des Phänomens.

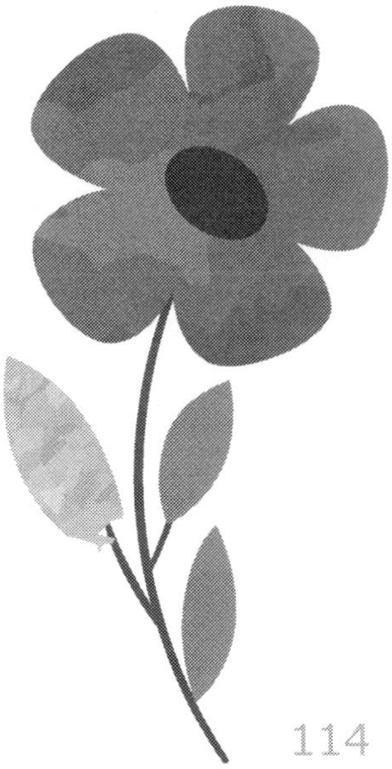

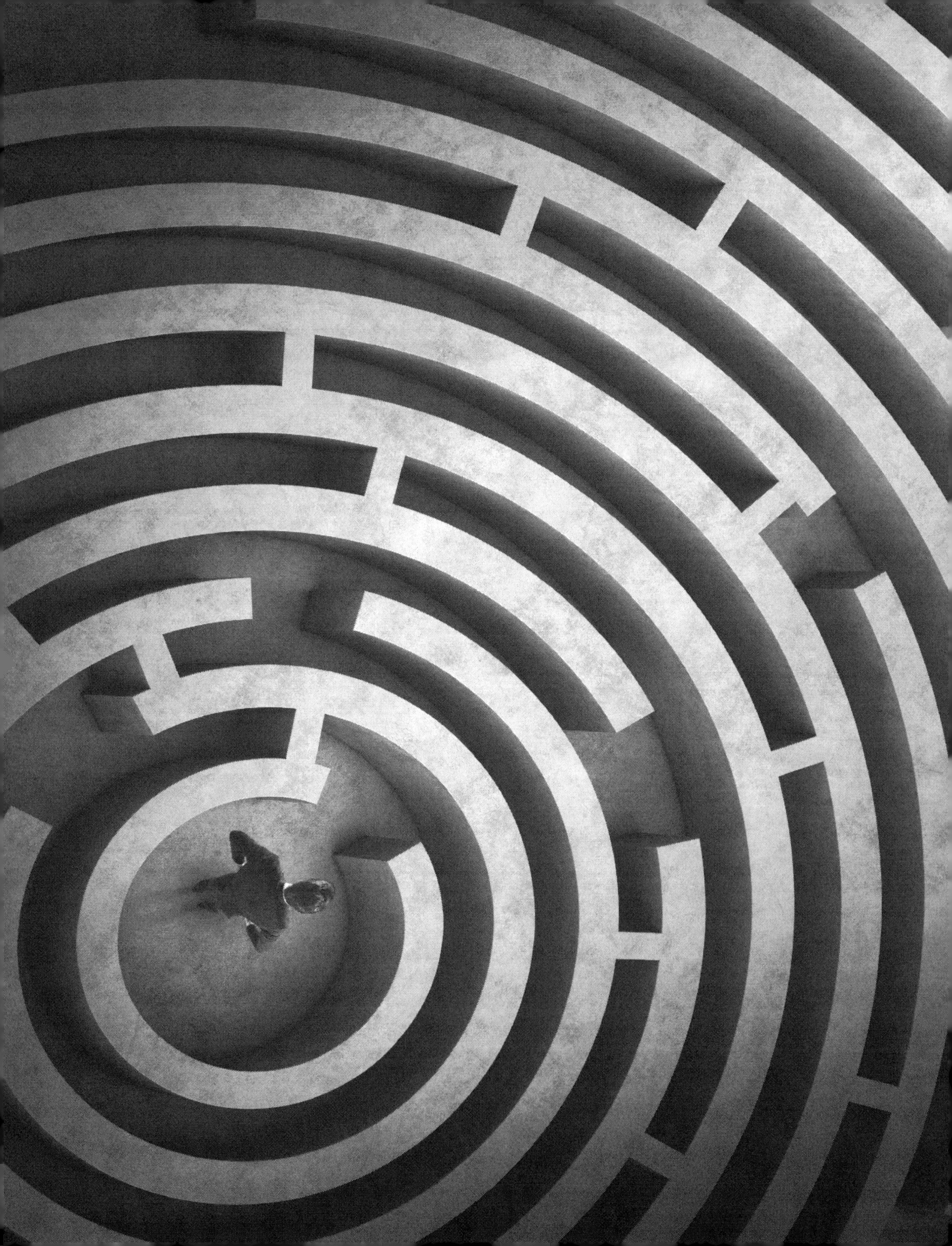

Die zehn größten Irrtümer über Vitamin D

Nachdem Sie das Wichtigste über Vitamin D wissen kläre ich Sie jetzt über die zehn größten Irrtümer auf. Sie betreffen beispielsweise die Vitamin-D-Versorgung über die Ernährung, die empfohlene Tages-Dosis, die Risiken eines Mangels oder den Zusammenhang zwischen Krebs und Vitamin D. Außerdem erwarten Sie konkrete Tipps, mit deren Hilfe Sie die entsprechenden Irrtümer vermeiden können.

Erster Irrtum:

Kein Mangel aufgrund einer ausgewogenen Ernährung

Zahlreiche Personen vertreten die Ansicht, mit einer gesunden und ausgewogenen Ernährung umgingen sie einen Mangel an sämtlichen benötigten Mineralien, Vitaminen oder anderen Stoffen. Das trifft zwar auf viele derselben zu, bei Vitamin D handelt es sich dabei jedoch um einen großen Irrtum.

Wie ich bereit ausführlich erklären konnte produziert der Körper den Großteil der benötigten Vitamin-D-Menge über die Haut. Dafür bedarf es der direkten Einstrahlung der UVB-Strahlen der Sonne. Cremes zum Sonnenschutz reduzieren die körpereigene Produktion von Vitamin D erheblich. Letztendlich stellen sie mithilfe der UVB-Strahlen bis zu 90 Prozent des gesamten Vitamin-D-Spiegels her. Der verbleibende kleine Anteil deckt man über über die Nahrung.

Dennoch höre ich häufig die falsche Annahme, wonach eine ausgewogene Ernährung mit einer ausreichenden Vitamin-D-Versorgung einhergehe. Das hängt meiner Meinung nach mit der Existenz von Lebensmitteln zusammen, die irreführend als "reich an Vitamin D" gelten. Dazu gehören beispielsweise Hering, Lachs, Pilze, diverse Käse oder Leber. Die genannten Nahrungsmittel zeichnen sich durch einen vergleichsweise höheren Vitamin-D-Gehalt gegenüber anderen Produkten aus. Deswegen besitzen sie den Ruf, reich an Vitamin D zu sein. Das Problem: Die enthaltene Menge reicht bei Weitem nicht aus, um die Vitamin-D-Produktion durch die Sonnenstrahlen annähernd zu kompensieren.

Tipp: Übermäßiges Sonnenbaden erhöht den Vitamin-D-Spiegel nicht beliebig. Nach der genannten Zeit von 30 Minuten setzt ein regulierender Mechanismus ein, der die Produktion beendet. Die natürliche Schutzfunktion verhindert die Überdosierung mit Vitamin D.

Achte deshalb Sie ausreichenden direkten Sonnenkontakt in der warmen Jahreszeit. Durchschnittlich benötigen Sie im Sommer täglich 20 bis 30 Minuten Aufenthalt in der Sonne.

Zweiter Irrtum:
Der tägliche Vitamin-D-Bedarf fällt deutlich höher aus als lange Zeit angenommen

Die Häufigkeit des Vitamin-D-Mangels hängt mit einem zweiten, gravierenden Irrtum zusammen. Derzeit liegt der oft offiziell empfohlene tägliche Bedarf bei 800 Internationalen Einheiten; das entspricht 20 Mikrogramm. Vor dieser Empfehlung betrug die angegebene notwendige Tagesdosis über mehrere Jahrzehnte lediglich 400 Internationale Einheiten. Deswegen gehen noch immer einige Personen von der alten Empfehlung aus.

Allerdings stellen selbst die erhöhten Empfehlungen einen viel zu geringen Wert dar. Der Tagesbedarf Deines Körpers fällt deutlich höher aus.

Als Grund für den gravierenden Irrtum gilt ein Rechenfehler. Diesen entdeckten Forscher der University of Alberta School of Public Health erstmals im Oktober 2014. Daraufhin bestätigten Wissenschaftler den folgenschweren Rechenfehler in einem Artikel, den sie im März 2015 im Journal "Nutrients" publizierten.

Den Berechnungen der Experten zufolge decken die offiziellen Vitamin-D-Empfehlungen lediglich ein Zehntel des tatsächlichen Bedarfs. Daher plädieren die Forscher für eine Erhöhung der empfohlenen Tagesdosis auf mindestens 7.000 Internationale Einheiten.

Dritter Irrtum:
Der Körper benötigt Vitamin D nur für die Knochen

Der nächste große Irrtum, den ich anspreche, befasst sich mit den Funktionen von Vitamin D im Körper. Lange Zeit beschränkte sich die Ansicht der Medizin darauf, das Vitamin baue ausschließlich Kalzium in den Körper ein. Dadurch zielte die Gabe von Vitamin-D-Präparaten lediglich auf die Prävention von Osteoporose und Rachitis ab.

Mittlerweile vertreten die Ärzte ein umfassenderes Verständnis. Neben dem Knochen-Stoffwechsel kommen dem Vitamin D zahlreiche weitere Aufgaben in Deinem Körper zu. Diverse Studien stellten Zusammenhänge zwischen einer Vitamin-D-Unterversorgung und verschiedenen, anfangs angesprochenen Krankheiten her. Allerdings befindet sich die Forschung in den zugehörigen Richtungen in ihren Anfängen.

Vierter Irrtum:
Krebs hat mit Vitamin-D-Mangel nichts zu tun

Im Zuge der Forschungen über die Funktionen von Vitamin D deckten die Wissenschaftler in den letzten Jahren zahlreiche Irrtümer auf. Dazu gehört insbesondere der Zusammenhang zwischen Vitamin D und Krebs. Deshalb gilt die Ansicht, die Vitamin-D-Versorgung besitze keine Auswirkung auf das Krebs-Risiko, als veraltet.

Statt dessen legen neue Studien nahe: Die biologisch aktive Form von Vitamin D reguliert das Wachstum der Zellen. Gemäß den Erkenntnissen beugt besagte Funktion der Entstehung von Krebs vor. Forscher identifizierten beispielsweise Zusammenhänge zwischen Vitamin D und Prostata-, Dickdarm- und Brustkrebs.

Hierfür existieren zwei verschiedene Beweise. Auf der einen Seite untersuchten Experten die Häufigkeit diverser Krebsarten in Abhängigkeit von den Breitengraden. Sie kamen zu dem Ergebnis, dass in Regionen mit höherer Sonneneinstrahlung – und damit verbesserter Vitamin-D-Bildung – Krebs seltener vorkommt. Auf der anderen Seite beweisen Forschungen, wie das Risiko für Krebs bei einer ausreichenden Versorgung mit Vitamin D zurückgeht.

Fünfter Irrtum:
Sonne meiden, um Hautkrebs zu vermeiden

Angesichts der Vitamin-D-Produktion über die UVB-Strahlen solltest Du Dich bei gutem Wetter rund 20 Minuten täglich in der Sonne aufhalten. Die Zeitangabe gilt für den Sonnenkontakt ohne Schutzcreme. Der gesunde Menschenverstand sagt uns jedoch: Das Sonnenbaden ohne den Einsatz von Schutzprodukten erhöht das Risiko von Hautkrebs.

Ich sage Dir: Hierbei handelt es sich um einen weiteren Irrtum. Die richtige Dosis an UVB-Strahlen sorgt für die Vitamin-D-Produktion; das hergestellte Vitamin D senkt wiederum die Gefahr von Hautkrebs. Deswegen fördert der Sonnenkontakt ohne Schutzcreme nicht zwangsläufig die befürchtete Krankheit. Stattdessen wirken täglich zehn bis 20 Minuten Sonne präventiv gegen Hautkrebs.

Sechster Irrtum:
Vitamin D Mangel ist gesundheitlich ungefährlich

Angesichts meiner Erklärungen in den vorangegangenen Abschnitten dürfte Ihnen bereits klar sein, welche Bedeutung der ausreichenden Versorgung des Körpers mit Vitamin D zukommt. Trotzdem möchte ich den Irrtum, wonach ein Vitamin-D-Mangel ungefährlich sei, nochmals explizit ansprechen.

In Deutschland sterben jährlich Zehntausende Menschen an den Folgen der Unterversorgung. Unterschätze deshalb die Wichtigkeit des Vitamins nicht und achte auf eine ausreichende Zufuhr. Hierfür bieten sich bei Bedarf Vitamin-D-Präparate an. Sie enthalten hoch dosierte Mengen des Stoffes.

Siebter Irrtum:
Das Alter führt zu Herzmuskel-Schwäche

Mit zunehmendem Alter klagen Personen über eine Herzmuskel-Schwäche. Die gesundheitliche Entwicklung schieben wir in unserer Gesellschaft zwangsläufig auf das Alter – ein Irrtum. Eine ausreichende Versorgung mit Vitamin D wirkt präventiv gegen die Herzmuskel-Schwäche. Dazu gilt diese mit der Hilfe von Vitamin D als teilweise heilbar.

Achter Irrtum:
Sport oder Spaziergänge am Abend reichen für die Vitamin-D-Produktion aus

Tagsüber hältst Du Dich in der Schule, an der Universität oder im Büro auf. Irrtümlicherweise denken zahlreiche Personen, den dadurch verpassten Sonnenkontakt abends beim Spazierengehen oder Joggen zu kompensieren.

Dabei handelt es sich um einen Trugschluss. Spätestens ab 16 Uhr geht die Vitamin-D-Produktion in der Sonne wegen abnehmender Intensität der UVB-Strahlen deutlich zurück. In Deutschland liegt die beste Tageszeit aus Vitamin-D-Sicht zwischen 10 und 14 Uhr. Nutze beispielsweise Deine Mittagspause für einen kurzen Aufenthalt in der Sonne.

Neunter Irrtum:
Ein schlechter Vitamin-D-Wert erfordert monatelange Therapie

Der letzte Irrtum, über den ich Dich informiere, widmet sich der Therapie eines Vitamin-D-Mangels. Viele Personen gehen fälschlicherweise davon aus, es dauere mehrere Monate, ehe der Vitamin-D-Wert wieder sein normales Niveau erreiche. Die richtige Aussage lautet dagegen: Mit der Einnahme von Präparaten besserst Du Deinen Vitamin-D-Spiegel innerhalb weniger Tage erheblich auf.
Schlusswort

Die Vitamin-D3-Prognose

Begeben Sie sich regelmäßig in die Sonne und konsumieren vorrangig in den Wintermonaten calciolhaltige Lebensmittel, profitieren Sie von einem ausreichenden Vitamin-D3-Spiegel. Durch die gute Versorgung mit dem Cholecalciferol schützen Sie sich vor drohenden Folgekrankheiten wie einer Immunschwäche, Arthrose oder Krebs. In Deutschland leiden zahlreiche Menschen an einem beginnenden oder ausgeprägten Calciol-Mangel. Um diesen zu beheben, verwenden Sie beispielsweise Vitamin-D3-Präparate, die Sie in Tropfenform, als Tabletten oder Kapseln erhalten.

Bei einer starken Unterversorgung bemerken Sie die charakteristischen Symptome der Mangelerscheinung. Dazu gehören Kopf- und Gliederschmerzen sowie eine zunehmende Müdigkeit. Ihren körpereigenen Vitamin-D3-Spiegel regulieren Sie schnell mit einer Anfangstherapie, bei der hoch dosierte Cholecalciferol-Supplemente zum Einsatz kommen. Um eine Überdosierung zu vermeiden, führen Sie die Behandlung ausschließlich unter Aufsicht eines Mediziners durch. Eine Überdosis Vitamin D3 kommt nur bei der dauerhaften Einnahme von mehr als 40.000 Internationalen Einheiten vor. Daher ist das Risiko der gesundheitlichen Komplikationen gering.

Um die Cholecalciferol-Zufuhr zu fördern, eignen sich in der kalten Jahreszeit Vitamin-D3-reiche Speisen. Vorrangig Fettfische enthalten eine vergleichsweise hohe Konzentration an Calciol. Dennoch ersetzen sie nicht den Aufenthalt im Sonnenlicht. Die körpereigene Cholecalciferol-Synthese unter Einfluss der ultravioletten Strahlung deckt 80 bis 90 Prozent des täglichen Vitamin-D3-Bedarfs. Hierbei kommt es darauf an, 15 bis 20 Minuten im Sonnenlicht zu verbringen. Sonnencreme und lange Kleidung beeinträchtigen die Produktion des Calciols. Daher bewährt es sich, sofern die Möglichkeit besteht, darauf zu verzichten.

Ein Wort zum Abschluss

Herzlichen Glückwunsch! Sie wissen nun wichtige Fakten über das relevante Vitamin D3 und dessen Funktionsweise im menschlichen Organismus. Ihre Bereitschaft, meine Publikation bis zum Ende zu lesen, freut mich ebenso wie Ihr Interesse zum Thema Cholecalciferol. Ich hoffe, Sie mit den neuen Erkenntnissen gleichsam sachlich und interessant informiert zu haben. Damit möchte ich Ihnen helfen, einen Vitamin-D3-Mangel dauerhaft zu vermeiden. Besteht bei Ihnen eine Unsicherheit, was die richtige Calciol-Versorgung betrifft, rate ich zu einer Bestimmung des Vitamin-D3-Spiegels.

Zum Abschluss möchte ich die wesentlichen Punkte der einzelnen Kapitel zusammenfassen. Denken Sie daran, dass Sie den Löwenanteil Ihres Cholecalciferol-Bedarfs durch die Spaltung von Cholesterin decken. Das bedeutet, dass die UV-B-Strahlung eine wichtige Voraussetzung darstellt. Im Sommer bewährt es sich, vorrangig während der Mittagszeit, ein Sonnenbad zu nehmen. Menschen, die sich lange in geschlossenen Räumen aufhalten, nutzen beispielsweise ihre Mittagspause für einen kleinen Spaziergang im Sonnenlicht. Durch dieses füllen Sie Ihren körpereigenen Vitamin-D3-Speicher effektiv auf.

Im Winter fällt die eigenständige Produktion des Cholecalciferols aus, daher benötigen Sie alternative Quellen. Hierfür eignen sich Vitamin-D3-Präparate sowie Nahrungsmittel, die das Calciol beinhalten. Bei den Supplementen empfehle ich vorwiegend Tropfen, da sie keine Zusatzstoffe enthalten und eine flexible Dosierung ermöglichen. Tabletten sowie Vitamin-D3-Kapseln beinhalten pro Stück im Regelfall 1.000 Internationale Einheiten des Calciols.

Weiterhin wünsche ich Ihnen Gesundheit und viel Erfolg dabei, einem Mangel an Cholecalciferol dauerhaft vorzubeugen.

Ihre Anna Nilsson

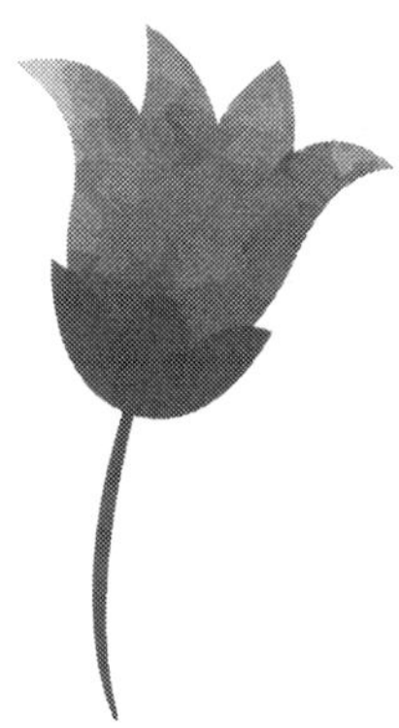

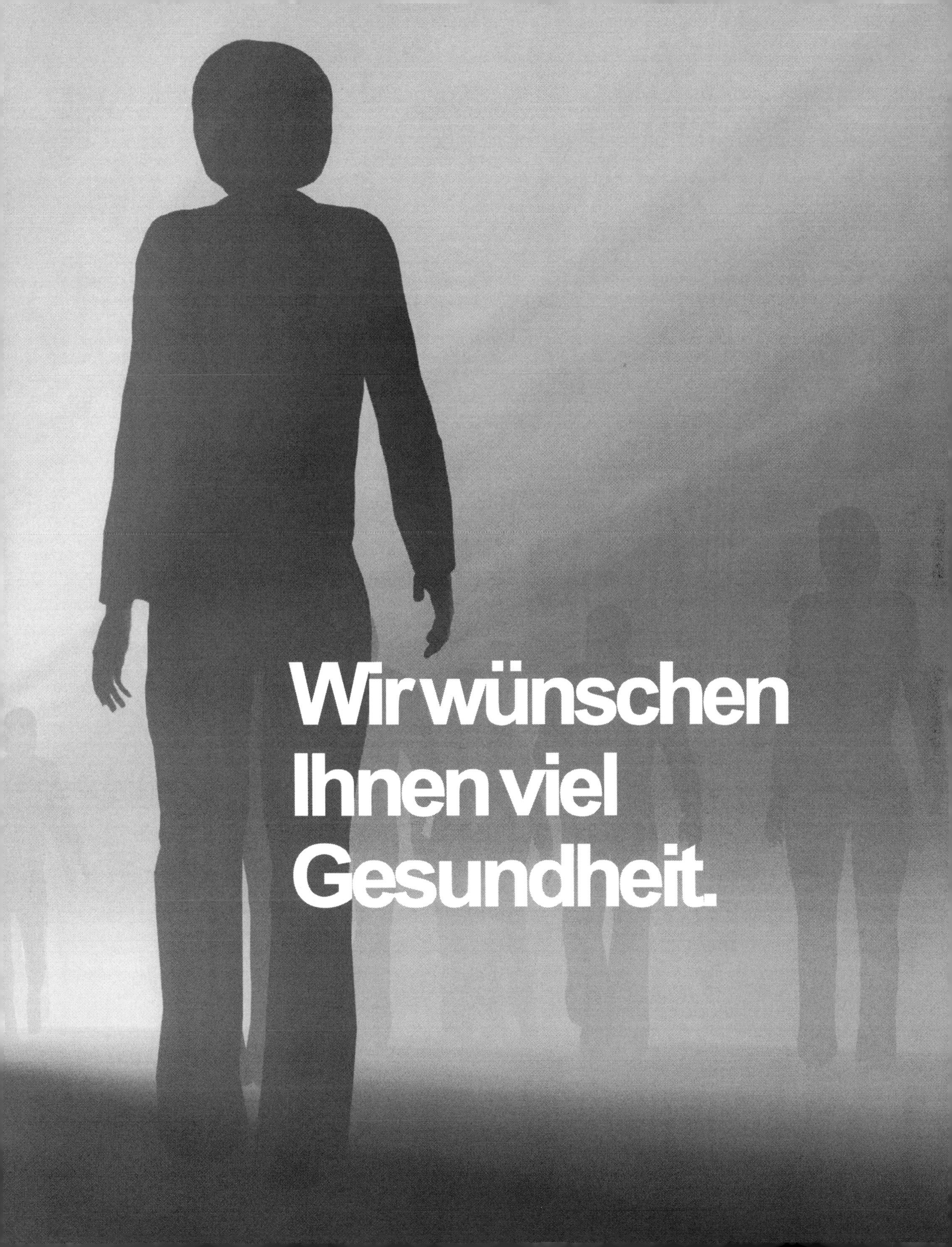
Wir wünschen
Ihnen viel
Gesundheit.

Quellen & Literaturverzeichniss

Publikation:
C. Carlberg, M.J. Campbell – Vitamin D receptor signaling mechanisms: integrated actions of a well-defined transcription factor. Steroids
Publikation: Jae-Min Yuk – Vitamin D3 induces autophagy in human monocytes/macrophages via cathelicidin. Cell host & microbe
Buch: Deutsche Gesellschaft für Ernährung (DGE), Österreichische Gesellschaft für Ernährung (ÖGE), Schweizerische Gesellschaft für Ernährung (SGE) – Referenzwerte für die Nährstoffzufuhr (2. Auflage)
Buch: Steinkopff – Pathogenese und Klinik der Harnsteine
Gaugris S, Heaney rp, Boonen S, Vitamin-D inadequacy among post, 2005

Wichtiger Medizinischer Hinweis und Haftungsausschluss:
Die Inhalte des Buches sind von Fachautoren nach besten Wissen und aktuellem Wissenstand verfasst und recherchiert. Das Buch darf trotzdem nicht für eigenständige Diagnosen oder die Auswahl und Anwendung von Medikamenten oder Behandlungsmethoden verwendet werden. Für gesundheitliche Nachteile wird keine Haftung übernommen. Diagnose, Behandlung und Therapie muss immer von einem Arzt gestellt werden.

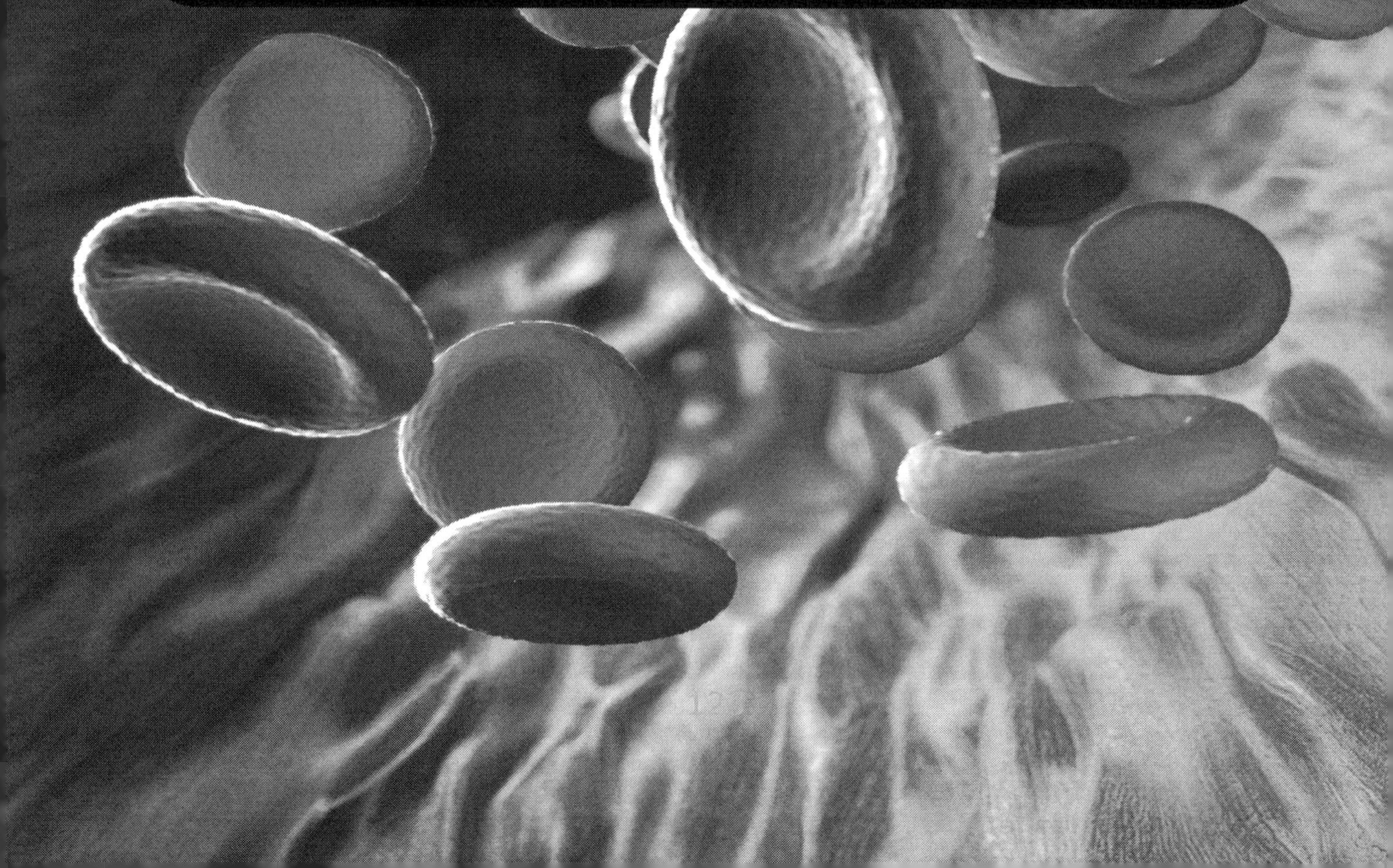

Nachweise, Studien, Fußnoten

[3]
Das belegt die im Juni 2009 erschienene Studie "Vitamin D and cardiovascular disease" (http://onlinelibrary.wiley.com/doi/10.1592/phco.29.6.691/abstract).

[5]
(N Engl J Med 2013; 369:1991-2000 | November 21, 2013 | DOI: 10.1056/NEJMoa1306357)

[6]
Studie von K. L. Berkner und K. W. Runge aus dem Jahr 2004 [6]. (jth Volume 2, Issue 12 December 2004 Pages 2118–2132 | DOI: 10.1111/j.1538-7836.2004.00968.x) . Sie trägt den Namen: "The physiology of vitamin K nutriture and vitamin K-dependent protein function in atherosclerosis".

[7]
Das belegt eine Puplikation der Wissenschaftler Armas LA. et al. aus dem Jahr 2004 mit dem Titel "Vitamin D2 is much less effective than vitamin D3 in humans." (J Clin Endocrinol Metab. 2004 Nov;89(11):5387-91. | PMID: 15531486 DOI: 10.1210/jc.2004-0360).

[8]
(PubMed, September 2000 I http://www.ncbi.nlm.nih.gov/pubmed/10966885). Die Autoren der Publikation sind Wortsman J, Holick MF, Chen TC und Matsuoka LY.

[9]
(PMC, April 1980 I http://www.ncbi.nlm.nih.gov/pmc/articles/PMC1419609/).

[10]
"Prevention of Rickets and Vitamin D Deficiency in Infants, Children, and Adolescents" (Published By American Academy of Pediatrics | Print ISSN 0031-4005 | Online ISSN 1098-42745 | http://pediatrics.aappublications.org/content/122/5/1142)

[11]
(PubMed, Dezember 2004 I http://www.ncbi.nlm.nih.gov/pubmed/15585800).

[12]
Beleg-Studie "An estimate of the survival benefit of improving vitamin D status in the adult german population" von Dr. A. Zittermann et al.

[13]
Das belegt eine Studie der Wissenschaftler Adorini L et al. aus dem Jahr 2004.Nachlesen:
J Steroid Biochem Mol Biol. 2004 May;89-90(1-5):437-41
http://www.ncbi.nlm.nih.gov/pubmed/15225816.

[14]
Die Regulation der T-Zellen durch Vitamin D3 beschreiben die Autoren Cantoma MT et al. in ihrer Studie "Vitamin D and 1,25(OH)2D regulation of T cells" Nachlesen: Nutrients. 2015 Apr 22;7(4):3011-21. doi: 10.3390/nu7043011l Link: http://www.ncbi.nlm.nih.gov/pubmed/25912039.

[15]
Beleg Tierstudien: "Vitamin D and autoimmune disease" (Acta Med Indones. 2007 Jul-Sep;39(3):133-41 I Link: http://www.ncbi.nlm.nih.gov/pubmed/17699936). Autoren der Publikation sind Setijohadi B, Setiati S, Ginanjar E sowie Sumariyono.

[16]
Nachlesen: http://www.cdc.gov/nchs/data/nhanes/nhanes_05_06/vid_d_met_vitamin_d.pdf.

[17]
Nachlesen: (Am J Geriatr Psychiatry. 2006 Dec;14(12):1032-40. l
Link http://www.ncbi.nlm.nih.gov/pubmed/17138809).
[18]
Nachlesen:
(Clin Nutr. 2013 Oct;32(5):758-64. doi: 10.1016/j.clnu.2013.01.006. Epub 2013 Jan 21. l Link:
http://www.ncbi.nlm.nih.gov/pubmed/23395104)
[19]
Nachlesen:
Med Hypotheses. 2007;69(6):1316-9. Epub 2007 May 11. l Link:
http://www.ncbi.nlm.nih.gov/pubmed/17499448.
.[20]
Nachlesen:
Wiley Online Library, first published am 12. April 2011 | Link:
http://onlinelibrary.wiley.com/doi/10.1111/j.1600-0447.2011.01705.x/abstract.
[21]
Die Studie erschien im Jahr 2015 (JCEM, 23. Februar 2015 l
http://press.endocrine.org/doi/10.1210/jc.2014-3016).
[22]
Nachlesen: (TAU, 28. Oktober 2014 l https://www.aftau.org/weblog-medicine-
-health?=&storyid4704=2120&ncs4704=3).
[23]
Nachlesen: (PMC, 12. Dezember 2011 http://www.ncbi.nlm.nih.gov/pmc/articles/PMC3235683/).
[24]
Nachlesen: (JACI, Oktober 2014 l DOI: http://dx.doi.org/10.1016/j.jaci.2014.08.002 | http://www.jacionline.org/article/S0091-6749%2814%2901114-2/abstract)
[25]
Nachlesen: (Neurology 10.1212/WNL.0000000000000755 l
http://www.neurology.org/content/early/2014/08/06/WNL.0000000000000755)
[26]
Das belegt beispielsweise die Studie von Stumpf WE et al. "Brain target sites for 1,25-dihydroxyvitamin D3" (Science. 1982 Mar 12;215(4538):1403-5. l Link:
https://www.ncbi.nlm.nih.gov/pubmed/6977846).
[27]
Nachlesen:
(Neuropathol Appl Neurobiol. 2013 Aug;39(5):458-84. doi: 10.1111/nan.12020 l
http://www.ncbi.nlm.nih.gov/pubmed/23336971).
[28]
Nachlesen:
(PubMed, Clin Cancer Res.2014 May 1;20(9):2289-99. doi: 10.1158/1078-0432.CCR-13-3085).
[29]
Nachlesen: (PubMed l J Clin Endocrinol Metab. 2014 Jul;99(7):2327-36. doi: 10.1210/jc.2013-4320. Epub 2014 Apr 29.).
[30]
Nachlesen: (PubMed l Cancer Epidemiol Biomarkers Prev. 2011 Jan;20(1):187-98. doi: 10.1158/1055-9965.EPI-10-1039. Epub 2010 Dec 2).
[31]
Nachlesen: (PubMed l Blood 2011 Feb 3;117(5):1492-8. doi: 10.1182/blood-2010-07-295683. Epub 2010 Nov 3.)

[32]
Nachlesen:(Am J Clin Nutr, June 2007 vol. 85 no. 6 1586-1591 |
http://ajcn.nutrition.org/content/85/6/1586.abstract).

[33]
Nachlesen: (PubMed | J Clin Endocrinol Metab. 1985 Nov;61(5):933-40.).
[34]
Nachlesen:
(PubMed | Ann Epidemiol. 2009 Jul;19(7):468-83. doi: 10.1016/j.annepidem.2009.03.021.).
[35]
Nachlesen: (BMJ 2014; 348 doi: http://dx.doi.org/10.1136/bmj.g3656 (Published 17 June 2014).
[36]
Nachlesen: (PubMed | Dermatoendocrinol. 2009 Nov;1(6):300-6. doi: 10.4161/derm.1.6.10970.).
[37]
Nachlesen:(PubMed | Am J Clin Nutr. 1998 Oct;68(4):854-8.).
[38]
Nachlesen (PubMed | J Clin Endocrinol Metab. 2004 Nov;89(11):5387-91.).
[39]
Nachlesen: (PubMed | J Clin Endocrinol Metab. 1988 Aug;67(2):373-8.).
[40]
Sie stammt von Hoang M. Trang et al. / Nachlesen: (PubMed | Am J Clin Nutr. 1998 Oct;68(4):854-8.).
[41]
Nachlesen: (PubMed | J Clin Endocrinol Metab. 2011 Jul;96(7):1911-30. doi: 10.1210/jc.2011-0385. Epub 2011 Jun 6.).
[42]
Die Studie veröffentlichten die Wissenschaftler Rude RK et al. (PubMed | J Clin Endocrinol Metab. 1985 Nov;61(5):933-40.).
[43]
Das veröffentlichte die Studie (PubMed | J Clin Gastroenterol. 1994 Apr;18(3):194-9.).

Bildnachweise

Blumengrafiken auf allen Seiten Urheber: Elena Lishanskaya, 123rf.com

Seite 42 Bild 5 Urheber: vitalinka / 123RF.com
Seite 105 Bild 6 Urheber: baibakova / 123RF.com
Seite 7 Bild 8 Urheber: maridav / 123RF Lizenzfreie Bilder
Seite 27 Bild 9 Urheber: valeriylebedev / 123RF.com
Seite 53 Bild 10 Urheber: unlim3d / 123RF.com
Seite 85 Bild 14 Urheber: mikekiev / 123RF.com
Seite 122 Bild 14 Urheber: mikekiev / 123RF.com
Seite 12 Bild 17 Urheber: designua / 123RF.com
Seite 2 Bild 19- Urheber: breakingthewalls / 123RF Lizenzfreie Bilder
Seite 46 Bild 21 Urheber: dolgachov / 123RF.com
Seite 41 Bild 22 Urheber: patrykkosmider / 123RF.com
Seite 30 Bild 23 Urheber: lightpoet / 123RF.com
Seite 17 Bild 24 Urheber: designua / 123RF.com
Seite 58 Bild 26 Urheber: stokkete / 123RF.com
Seite 64 Bild 27 Urheber: hriana / 123RF.com
Seite 70 Bild 28 Urheber: juangaertner / 123RF.com
Seite 77 Bild 29 Urheber: stockbroker / 123RF.com
Seite 61 Bild 30 Urheber: nyul / 123RF.com
Seite 83 Bild 57 Urheber: cerascreen / cerascreen.de
Seite 84 Bild 58 Urheber: cerascreen / cerascreen.de
Seite 69 Bild 31 Urheber: paylessimages / 123RF.com
Seite 75 Bild 32 Urheber : Juan Gaertner / 123RF.com
Seite 88 Bild 33 Urheber: shersor / 123RF.com
Seite 96 Bild 34 Urheber: belayakaterina / 123RF.com
Seite 79 Bild 35 Urheber: stylephotographs / 123RF.com
Seite 82 Bild 36 Urheber: toeytoey / 123RF.com
Seite 19 Bild 37 Urheber: molekuul / 123RF.com
Seite 90 Bild 38 Urheber: ammza12 / 123RF.com
Seite 94 Bild 39 Urheber: racorn / 123RF.com
Seite 14 Bild 40 Urheber: olegdudko / 123RF.com
Seite 24 Bild 41 Urheber: guniita / 123RF.com
Seite 50 Bild 43 Urheber: auremar / 123RF.com
Seite 102 Bild 44 Urheber: alex9500 / 123RF.com
Seite 103 Bild 44 Urheber: alex9500 / 123RF.com
Seite 100 Bild 45 Urheber: alexraths / 123RF.com
Seite 107 Bild 46 Urheber: halfpoint / 123RF.com
Seite 113 Bild 47 Urheber: ksyfoto / 123RF.com
Seite 115 Bild 48 Urheber: alphaspirit / 123RF.com
Seite 35 Bild 49 Urheber: lisaanfisa / 123RF.com
Seite 67 Bild 50 Urheber: prettyvectors / 123RF.com
Seite 34 Bild 51 Urheber : Angela Colac / 123RF.com
Seite 38 Bild 52 Urheber : gstockstudio / 123RF.com
Seite 123,124,125,126. 127,128 Bild 10 Urheber: unlim3d / 123RF.com

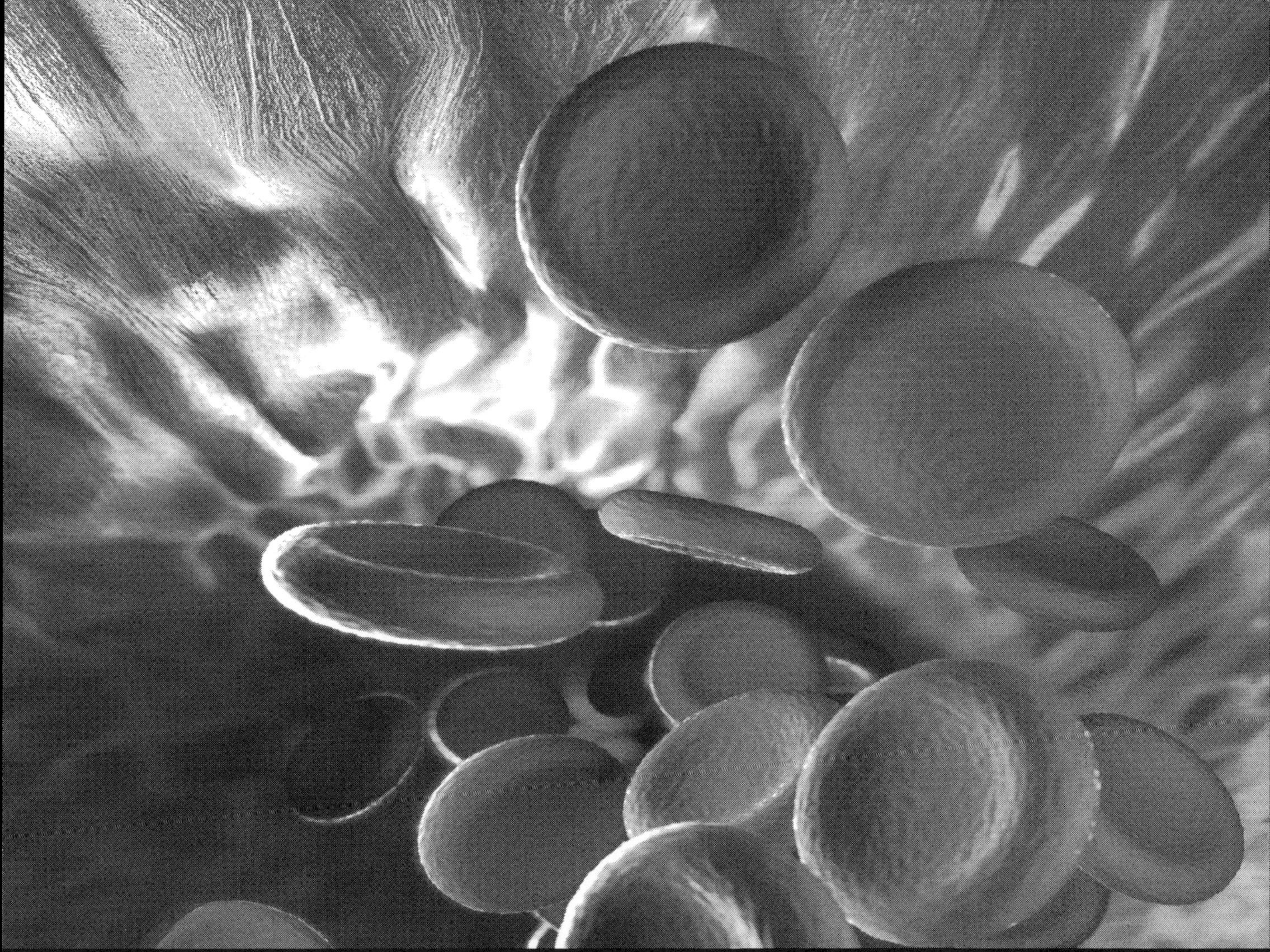

www.toorpedo.de
Herausgeber: toorpedo Verlag Foerster
Umschlagbildlizenz: © Iblackosaka, mdorottya, melis, Ulf ©123rf.com
Lektorat: A. Anthofer und P. Bartholome
Verantwortlich gemäß § 5 TMG: Ferdinand von Reukewitz
ISBN-13: 978-1537503691
ISBN-10:1537503693

Printed in Poland
by Amazon Fulfillment
Poland Sp. z o.o., Wrocław

71730854R00074